Ernährung
und die
gebende Kraft des Menschen

Heinz Grill

Ernährung und die gebende Kraft des Menschen

Die geistige Bedeutung der Nahrungsmittel

Bibliografische Information Der Deutschen Bibliothek
Die Deutsche Bibliothek verzeichnet diese Publikation in der Deutschen Nationalbibliografie; detaillierte bibliografische Daten sind im Internet über *http://dnb.ddb.de* abrufbar.

Lammers-Koll-Verlag e. K.
Leopoldstraße 1
D-75223 Niefern-Öschelbronn

5. Auflage 2003

ISBN 3-935925-99-9

Titelzeichnung: Eve Lebold

Druck: Vochezer-Druck, D-83301 Traunreut

Inhalt

Vorwort

Wenn es heute auch sehr viele Bücher und Lehren zum Thema Ernährung gibt, so wird doch nur ein Teil der Thematik erfaßt. Die Vielzahl an oftmals gegensätzlichen Regeln führt eher zur Verwirrung als zu einem liebevollen Verhältnis zur Ernährung.

Wenn dieses Buch nun in neuer, leicht geänderter Auflage erscheint, so zeigt sich darin das Bedürfnis vieler Menschen, sich mit einer von der übersinnlichen Region des Geistes ausgehenden Betrachtung der Ernährung zu befassen. Dieses Bestreben, die übersinnliche Region des Geistes mit in die Ernährung einzubeziehen, führt zu einer Neugewichtung der Bereiche Nahrungsauswahl, Zubereitung und Essen.

Im Bemühen um eine neue Orientierung unserer menschlichen Werte auf den geistigen Ursprung des Menschen liegt das Bestreben von Heinz Grill. Für unsere Ernährung bedeutet dies, eine neue Beziehung zum Essen und zu uns selbst zu finden. Denn in der Beziehung zum Essen liegt die eigentliche geistige Dimension, im Erkennen des Zusammenhangs von Essen und Geben. So wird die Auseinandersetzung mit der Ernährung weder zum Weg, noch zu einem selbstbezogenen Streben nach Gesundheit, sondern zu einer hingebungsvollen Tätigkeit. Aus der übergeordneten Sicht führt uns Heinz Grill in die lebendigen Zusammenhänge hinein, die die vielfältigen Gesichtspunkte der Ernährung miteinander verbinden.

Aus diesen Zeilen wird deutlich, daß dieses Buch vor allem jene Leser ansprechen wird, die eine tiefe Auseinandersetzung mit dem Leben suchen. Um dieser individuellen Auseinandersetzung keine Vorgabe zu leisten, wurde auf einen Rezeptteil verzichtet.

Ich möchte Sie bitten, die Kapitel des Buches wiederholt zu lesen, um den inneren Gehalt zu erfassen. Denn wir können den tieferen Sinn der Ernährung nur aus dem liebevollen Verständnis, nicht aber aus dem bloßen Intellekt erfassen. Das Buch bringt Liebe und Meditation zur Ernährung.

Rosenheim, den 10. März 1992

Veit Uhlig

Ganzheitliches Verstehen der Ernährung – geistige Individuation

Um im ganzheitlichen Sinne die Ernährung und die innere Bedeutung des Essens zu verstehen, muß die Betrachtung auf die Entwicklung des Ich-Bewußtseins des Menschen gelenkt werden. Das Ich-Bewußtsein ist das Selbstbewußtsein. Es kann die Tiefe der inneren Natur des Menschen und damit das allumfassende Sein des Lebens berühren. Aber es kann auch an der Oberfläche haften und nur nach Erfolg und Selbstbestätigung drängen.

Da in der gegenwärtigen Zeit meist nur der Erfolg gesucht wird, wird auch die Ernährungsfrage von einer sehr intellektuellen Seite beantwortet. Dies führt dazu, daß man nicht den Wert der Nahrung mit Dankbarkeit im Herzen erkennt, sondern daß man immer noch bessere Theorien über Kalorien, Mineralien, Vitamine, Eiweiße, Kohlenhydrate usw. findet.

Eine ganzheitliche Betrachtung der Ernährung bringt die Notwendigkeit mit sich, die geistige Dimension hinzuzunehmen. Denn der Mensch besitzt neben seinem physischen Körper eine Seelenhülle und des weiteren die unendliche Natur des Geistes. Mit dem Bewußtsein ist die Seele im Menschen verankert. Jedoch muß man sich durch meditative Erkenntnis erst zu den Tiefen seiner Natur durchringen, um sich selbst als bewußtes Wesen zu erfahren.

In den letzten Jahrzehnten wurde in den meisten Ernährungslehren der Ausspruch als Grundsatz gelehrt: „Der Mensch ist das, was er ißt". Die folgende Betrachtung führt nun aber zu einer anderen Sichtweise und man könnte dieses Leitmotiv etwa so ändern: „Der Mensch ist so, wie er sich zur Nahrung in Beziehung setzt." Denn niemand kann sich Glück und Zufriedenheit eressen. Ernährung hat nicht nur eine Seite, sondern es gibt viele Aspekte. Sie nimmt im Leben des Menschen eine zentrale Stellung ein. Lernt man nach und nach die vielen Seiten und tiefen Inhalte der Ernährung kennen, so ist dies ein Reifeprozeß, durch den man auf ganzheitliche Weise wächst. Ein ganz unbekanntes Leben, das sich als freudige und gleichzeitig feine Empfindung verkündet, wird geboren, wenn das Verstehen im Sinne der geistigen Realität beginnt.

Wohl jeder Mensch sucht nach Zufriedenheit, nach Anerkennung und Selbstbestätigung. Man will überall Wahrheiten finden, um seine innere Sehnsucht nach Erfüllung zu befriedigen. So suchen viele Menschen auf dem Gebiet der Ernährung nach Richtigkeit und Sinn. Aber die Ernährungsgrundsätze, die gefunden werden, können allein keine zufriedenstellende Antwort geben. Denn es handelt sich um eine existenzielle Frage, wie sich der Mensch zur Nahrung und damit zu einer höheren Ordnung in Beziehung setzt.

Entwickelt sich ein Mensch durch meditative Vertiefung weiter, so wird er eine einfachere Nahrung als die in unseren Landen übliche wählen. Das Studium eines so wichtigen Lebensgebietes, wie es die Ernährung ist, erfordert sehr viel Aufmerksamkeit, Unterscheidungskraft, Kenntnis und Einfühlungsvermögen. Nach und nach wird man sich Erkenntnis um Erkenntnis erringen. Man wird immer wieder neue Dimensionen des Verstehens berühren. Einmal wird der Augenblick kommen, in dem man deutlich ein Gewahrsein von etwas viel Tieferem in der Seele spürt. Dann wird man merken, daß es keine Antwort im Äußeren gibt. Man wird die Wahrheit nicht in der richtigen Ernährungsweise finden, sondern im Herzen Dankbarkeit zur Natur erleben und dadurch die Antwort spüren.

Das Leben hat sehr viele Erscheinungs- und Ausdrucksformen. So gibt es auch sehr viele Ernährungslehren. Die Grundsätze der Lehren sind oft sehr verschieden. Die Makrobiotik, eine ganzheitliche Lehre aus Japan, ist bei uns sehr bekannt geworden. Die Anhänger dieser Richtung erlauben nur gekochte Nahrung. Rohes Obst und Salate werden nur in Ausnahmesituationen gegessen. Wer sich in die Literatur der makrobiotischen Ernährungslehre vertieft, wird viele Wahrheiten finden. Aber die Antwort auf die tiefste Frage in seiner Seele wird er in der gesamten Lehre nicht finden. Ein großer Gegensatz zur Makrobiotik ist die Rohkostdiät. Sie wird von vielen Ernährungstherapeuten gepredigt. Sie lehren, daß die Nahrung unbedingt in ihrem naturbelassenen Zustand, also roh, gegessen werden soll. Gründe werden hierfür sehr viele angegeben. Liest man in den verschiedenen Büchern über Rohkost, so wird man sehr rationale Erklärungen finden. Nun stellt sich aber die ernsthafte Frage, was man glauben soll und schließlich muß man zu einer Entscheidung gelangen, was man essen soll.

Man wird erst Klarheit und Verständnis auf dem Gebiet der Ernährung finden, wenn man seine wesentlichen Anlagen und Fähigkeiten im Leben verwirklicht hat. Die Reife des Menschen wird von seiner Erkenntniskraft bestimmt. Versteht man das Leben, indem man es erkennt, so findet man in der Tiefe seiner

Seele Antwort. Findet dieser eigene, aktive Weg zur Erkenntnis nicht statt, wird eine Lehre nur als ein Dogma, als etwas Äußeres verstanden und praktiziert. Man benötigt sehr viel Kraft und Eigenständigkeit, um sich ein von äußeren Glaubenssätzen und Leitlinien freies Herz zu bewahren.

Die wissenschaftlichen Forschungen der letzten Jahrzehnte haben viele Kenntnisse und Erfolge für die Menschheit gebracht. Die Forschungen über die Nahrung und über die Physiologie der Verdauung sind sehr wichtig. Die Entwicklung geht aber beständig weiter. Ein neuer Zeitabschnitt bricht an. Jetzt erst reift die Möglichkeit, auf tieferen Ebenen zu verstehen und damit etwas Größeres im Leben zu erkennen.

Das breite Gebiet der Ernährung wird von vielen Menschen als eine Möglichkeit zur positiven Lebensgestaltung aufgesucht. Gerade die Verbesserung der Gesundheit und die richtige Auswahl von Nahrungsmitteln werden als Kernpunkte in Diskussionen gewählt. Die meisten Ernährungslehren basieren auf dem körperlichen Bezugsfeld. Nur in wenigen Schriften finden sich Ansätze, die auf die Verbindung zu Seele und Geist hinweisen. Nun soll deshalb der Gedanke von ganz anderer Warte herangetragen werden, so daß durch das Studium der Ernährung direkt das Bewußtsein in jene Ahnung von einer unbegrenzten Welt wachsen kann. Denn in unserer Zeit erfolgt ein Hinüberschreiten von der äußeren sichtbaren Erscheinung zu einer Dimension, die unsichtbar ist, die aber dennoch real vorhanden ist. Dies ist geistige Individuation. Sie beginnt, wenn der Mensch seine innere Natur und damit den Geist als eigentliche, tragende Kraft im Leben erkennt. So sollen die hier geschriebenen Worte das Herz berühren und dazu beitragen, daß etwas Tieferes und Feineres hinter der sichtbaren Erscheinung erkannt wird. Denn jeder trägt Geist in sich. Daher muß zu allem Anfang erkannt werden, daß es sich beim Studium der Ernährung nicht um das bloße Erlernen von Ernährungsrichtlinien handeln kann, sondern daß etwas Stilles in der Seele mitschwingt und Wärme für das Denken und das daraus resultierende Handeln gibt.
Die Worte sollen nicht im Sinne einer neuen Lehre über Ernährung aufgefaßt werden. Es soll vielmehr zu dem bestehenden Wissen über die Nahrung ein Beitrag zur direkten Bewußtseinserweiterung gegeben werden. Die gesamten Erkenntnisse müssen erst durch wirkliches Verstehen reifen. Lernt man die Ernährung zu verstehen, so wird man das Leben auf neue Weise erfahren. Ein Wort soll in der Tiefe des Herzens erwachen. Das Bewußtsein steht dabei im Mittelpunkt.

Essen, Zubereitung, Auswahl

Für jede Betrachtung der Ernährung ist es wichtig, daß der Mensch als ein bewußtes Wesen erkannt wird. Denn erst die Anerkennung des bewußten Lebens gibt die Möglichkeit zu einer wirklichkeitsnahen und lebendigen Betrachtung. Unser Dasein ist geprägt durch die beständige Entwicklung in höhere Dimensionen des Verstehens. Im Laufe eines Lebensganges ändert sich die Erkenntnis- und Sichtweise des Menschen mehrmals. So ändert sich auch das Verhalten des Menschen zu seiner Umgebung und zu seinen Tätigkeiten. Die vielen Unstimmigkeiten, die auf dem Gebiet der Ernährung bestehen, lösen sich durch einen tieferen Einblick in eine natürlich bestehende Ordnung. Bevor man zu einer Entscheidung über gute und schlechte Nahrungsmittel gelangt, ist es wichtig, eine Rangordnung zu beachten.

Essen, Zubereitung und Auswahl sind in dieser Ordnung wesentlich. Eine Ernährungslehre, die die Art der Zubereitung unberücksichtigt läßt, ist nicht vollständig. Ebenso ist es, wenn die Art des Essens und die Tischgewohnheiten außer acht gelassen werden.

Die Auswahl der Nahrungsmittel wird in unserer Zeit am heftigsten diskutiert. Alle Ernährungslehren stützen sich auf Heilerfolge, sie suchen einzig und allein das Gesundwerden des Körpers und leiten dadurch die Richtigkeit ihrer Grundsätze aus entsprechend sorgfältiger Einteilung der Nahrungsmittel in „gesund“ und „ungesund“ ab. Mit einem inneren Auge betrachtet, wird man die Auswahl von Nahrungsmitteln als eine Basis für das physische Wachsen und auch für das Gleichgewicht im Seelenleben erkennen. Die richtige Auswahl von Nahrungsmitteln gibt dem Menschen Einordnung, Maß und eine solide Lebensgrundlage. Dies ist ein erster Schritt zur bewußten Lebensführung und Lebensgestaltung.

Oftmals sind aber dem Menschen in der Auswahl von bestimmten Nahrungsmitteln die Hände gebunden. Nicht immer ist das gewünschte Gemüse in guter Qualität zu erhalten. In fremden Ländern ist dies oft eine große Schwierigkeit. Hinter aller materieller Ordnung im Leben steht eine unsichtbare, viel tiefere Ordnung. Diese ist geistigen Ursprungs. Um sie zu erkennen und den Blick auf weitere Zusammenhänge zu lenken, muß man sich von den äußeren Umständen frei machen können.

Die zweite, weitaus gewichtigere Bedeutung für die Ernährung müssen wir der Zubereitung der Nahrungsmittel beimessen. Wer sensibel in seiner Seele reagiert, wird jenen subtilen Unterschied wahrnehmen, ob der Koch mit einer liebevollen Hand das Mahl bereitet oder ob er seine Arbeit in Hast und Ungeduld verrichtet.

Im Essen lebt in aller Stille die gesamte Vergangenheit. Die Nahrungspflanzen wachsen in der Natur und durch das Licht der Sonne. Der Mensch legt seine Hand darauf und gibt ihnen eine sensible, unsichtbare Note. Es wird nie gleich sein, ob der Koch das Gemüse wie Brennholz hackt, oder ob er es liebevoll schneidet. Das Umgehen mit den Kochtöpfen, die Reinheit in der Küche wie auch der Einsatz von Hitze sind Anforderungen, die nicht allein durch theoretisches Wissen zu bewältigen sind. Der Koch sollte praktische Fähigkeiten mit theoretischen Kenntnissen verbinden können. Darüber hinaus braucht er Einfühlungsvermögen und die ehrliche Bereitschaft, die Speisen mit sorgfältiger und liebevoller Hand zu bereiten. Jene Kraft, die nicht nur den physischen Körper beeinflußt, sondern auch die Psyche des Menschen harmonisiert und ihm Kraft zu Ruhe und Frieden schenkt, wird entscheidend gefördert durch die Art der Zubereitung der Nahrung.

So darf man neben der Auswahl der Nahrungsmittel nicht die Bedeutung des Kochens und Servierens vergessen. Wenn man nicht gerade verdorbene oder ganz schlechte Nahrung kauft, so muß die Harmonie bei der Zubereitung höher bewertet werden als die vorhergehende Auswahl.

Die allerhöchste Stufe ist das Essen selbst.

Als bewußtes Wesen ist der Mensch ein Bürger des Sonnensystems. Erkennt er sich im großen Ganzen des Kosmos wie einen Funken, der nicht getrennt lebt vom großen Feuer des Lebens, so darf er sich niemals durch bindende Handlungen an die Materie haften. Das Essen gibt ihm eine gewaltige Möglichkeit zu erkennen und seine Freiheit zu erleben. Denn im Essen lebt das Bewußtsein. Essen darf für den Menschen niemals etwas Mechanisches sein. Immer sollte es bewußte Hinwendung und bewußtes Erleben bedeuten. Die gewaltigen Möglichkeiten, die in der Tätigkeit des Essens enthalten sind, werden erst in zukünftiger Zeit realisiert werden. Jetzt ist vielleicht das Essen etwas recht Schönes und wird von uns allen begrüßt. Je bewußter man sich selbst wird, desto mehr erkennt man seine Abhängigkeit von der Natur und von der Nahrung. Dankbarkeit kann aus der Seele hervorglimmen. Essen kann zu etwas Heiligem werden. Ein Leben mit Kraft und Liebe kann durch das Bewußtwerden der tieferen Bedeutung des Essens erwachsen. Dieses Bewußtsein, daß Essen am höchsten steht, daß es wichtiger zu werten ist als die Auswahl der Nahrungsmittel, wird erst nach längerer Auseinandersetzung mit dem Leben erwachen. So wie unser Leben beständig reift, so wird auch die Ernährung immer wieder neue Möglichkeiten offenbaren. Die höchste Offenbarung liegt in der Dankbarkeit. Diese wird im Essen empfunden.

Essen und Geben

Essen ist Geben. Höchste Aktivität lebt darin. Der Mensch tritt an die Schwelle der geistigen Welt heran. Durch das Bewußtsein ist es dem Menschen möglich, daß er im Essen das Reich der Unbegrenztheit direkt erlebt und sich selbst in Dankbarkeit als ein Glied im Universum erfährt.

Geben hat eine sehr weitreichende und tiefe Bedeutung. Durch eine oberflächliche Betrachtung kann dieses Wort nicht definiert werden. Denn es handelt sich nicht um eine sichtbare Handlung, sondern um einen tiefen Bewußtseinsprozeß. Diesem muß sich der Mensch annähern. Die äußere Handlung des Essens ist der Ausdruck eines inneren Willens. Jeder Mensch hat das Bedürfnis zu essen, so, wie jeder das Bestreben hat, am täglichen Leben mit aktiver Handlung und persönlichem Einsatz teilzunehmen. Mit jeder Tätigkeit ist ein innerer, unbewußter Wunsch verbunden. Nur erlebt man im alltäglichen Leben normalerweise nicht die tiefe Kraft der nach außen gerichteten Handlung. Geben liegt in seiner wahren Natur unter der sichtbaren Schwelle. Es ist nur im Herzen, wie ein tiefer menschlicher Liebesimpuls, zu verstehen.

Betrachtet man auf einfache Weise seine eigene Person wie auch die Wesenszüge von anderen, so kann man einige Zusammenhänge erfühlen: Hat man einen gesunden Appetit, so fühlt man sich wohl; schmeckt es dagegen nicht, so ist auch Unstimmigkeit in der Seele vorhanden. Auch erfreut uns nach außen der gesunde Appetit von anderen, wogegen die Ablehnung von Essen sehr leicht ein verletzendes Gefühl hervorbringen kann. Mit dem Essen ist ein ganz wesentlicher innerer Aspekt der menschlichen Existenz verbunden. Denn wer sich erfreut an der Speise, der bejaht das Leben. Diese Bejahung des Lebens wirkt aufmunternd, wirkt auf die ganze Umgebung belebend, sie kann das Gemüt anderer Menschen erhellen. Im Essen zeigt sich Annehmen. Essen ist Anerkennung für die Natur, für die Köchin, für den Nächsten, für die Mitmenschen und für das Leben.

Diese Bejahung des Lebens ist ein erster und wichtiger Schritt zu einem zufriedenen Leben. In unserer Zeit ist aber gerade das Gegenteil der Fall. Dies sieht man in der Tatsache, daß man trotz des großen Wohlstandes und der hohen Errungenschaften der Naturwissenschaft beständig nach neuen Zielen und Idealen strebt. Man fühlt insgeheim die innere Leere in der äußeren Fülle. So müssen die Werte und Ideale des Menschen wieder tiefere Ebenen berühren. Dann erst werden die Wege für eine weitere Entwicklung offen.

Um den tieferen Sinn des Gebens zu verstehen, müssen wir das Geschmackserlebnis näher betrachten. Jede Speise hat eine bestimmte Geschmackskomponente. Beim Essen erfreut man sich an süßem oder pikantem Geschmack. Diese Sinnesempfindung wird sogleich tiefer im Inneren wahrgenommen und ruft auch ein bestimmtes Gefühlserleben hervor. Gerade beim Essen ist das Gefühl recht lebhaft beteiligt. Man spricht oft von sinnenfreudigem Essen. Um den gebenden Aspekt aber zu verstehen, muß man sehr tief in die menschliche Natur hineinblicken und den Unterschied zwischen Empfindung und Gefühl verdeutlichen. Denn diese sind in ihrem Ausdruck gewaltige Gegensätze. Die Bedeutung des Gebens liegt in der tieferen Empfindungswelt. Das Gegenteil, das Nehmen, liegt in der äußeren, sinnlichen Gefühlsausrichtung.

Die Sinne sind dem Menschen als Organe des Seins gegeben. In den Sinnen lebt eine kosmische Kraft. Man sieht mit den Augen seine Umgebung, hört mit den Ohren Töne und Klänge, riecht durch die Nase die Luft mit jeder Einatmung und erfühlt mit dem Tastsinn die Formen und Gegenstände. Die Sinne selbst können wahrnehmen, sie können jedoch nicht urteilen oder entscheiden. Ihre Aufgabe ist ganz passiver Art. Abhängig davon, wie das Bewußtsein des Menschen entwickelt ist, wird er die Sinneseindrücke verarbeiten. Die Nahrung wird an der Zunge geschmeckt und der Nervenreiz leitet den Impuls sofort weiter an das Gefühl. Dieses entscheidet gewöhnlich über angenehm oder unangenehm.

Jeder Mensch sehnt sich natürlich nach einem angenehmen Geschmackserlebnis. Denn dies verschafft ein Gefühl der Befriedigung und Genugtuung. Nun können sich Gefühle sehr unterschiedlich ausdrücken. Je nach Stimmungslage wird man achtvoll oder begierig essen. Findet der Mensch Zugang zu seiner inneren Herzenswelt, so entwickelt er Geben. Die Begierde dagegen ist ein sehr äußerliches Gefühl, das an die Körperlichkeit gebunden ist. Die Empfindung im Herzen jedoch ist ein innigstes Fühlen und ist damit frei von jeglicher Begierde. Es ist ein liebevoller, gelöster Gedanke des Gebens. Fühlen im Innern bedeutet Hinausgehen und Erspüren des anderen. Die verschiedenen Impulse, die in der Gefühlswelt des Menschen leben, können sich binden an das eigene Verlangen oder sich lösen. Im tiefen Fühlen, das sich als Dankbarkeit verkündet, löst der Mensch sich von der Schwere des eigenen Wollens. In der Begierde bindet er sich an die eigenen Impulse, er sieht dann nur sich selbst.

Der Geschmackssinn, der seiner Natur nach frei ist, kann durch die innere Bewußtheit des Menschen sehr gelöst erlebt werden. Wer eine Speise schmeckt, der nimmt bewußt an seiner Außenwelt teil und nimmt damit auch ein viel weiteres Umfeld in sich auf. Die Sinne könnten nicht die Außenwelt wahrnehmen, wenn in ihnen nicht das unendliche Licht des Lebens ganz gegenwärtig wäre. Mit dem Geschmackssinn nimmt man nicht nur die Speise in ihrem Aroma und in ihrer Konsistenz wahr, sondern man verbindet sich mit dem Sein des Lebens. Berührt ein Nahrungsmittel die Zunge, so entsteht eine direkte Verbindung zu einer unendlichen Welt des Werdens und Vergehens, zu dem Wachsen, Blühen und Welken, das in der ganzen Natur lebt. Denn indem der Mensch ißt, nimmt er die Natur direkt in sich auf. Eine Brücke zwischen eigenem Wesen und der Außenwelt wird durch die bewußte Sinnesempfindung geschaffen. Wird sich der Mensch diesem Vorgang aus den Tiefen seiner Seele bewußt, so wird mit jedem Bissen, den er zum Munde führt, das Herz erblühen.

Im Gemüt des Menschen ist der stille Wunsch zum Geben tief verankert. Doch leben die meisten Menschen sehr oberflächlich in ihren Gefühlen und binden sich daher an ein äußeres Wollen, das die innere Herzenswelt überschattet. Wie viele Menschen essen aus Kummer und Sorge oder benützen Essen als Medium zum Zeitvertreib? So binden sie sich an äußere Gefühle und werden dadurch von ihrer eigenen Körperlichkeit abhängig. Dies ist dann ein Gegensatz zur inneren Natur des Menschen und die Nahrung wird krankmachend wirken. Lebt man im äußeren Gefühl, in seinem eigenen Wohlwollen, so begehrt man, so nimmt man. In diesem Begehren liegt kein Wachstum und keine wahre Bejahung des Daseins. Denn ja zu sagen bedeutet, sich selbst bewußt zu werden und mit innerer Anteilnahme und Achtsamkeit zu handeln.

Geben ist nie in einem äußeren Gefühl möglich. Es ist nur in der tiefen Empfindung des Herzens möglich. Jeder Mensch trägt diese tiefe Empfindungskraft in sich und jeder hat auch die Möglichkeit, sein Leben mit einer tieferen Note zu bereichern. Herzenskraft ist Geben. Durch die Empfindung, die frei von Eigenschaften ist, wird die Liebe zum Leben geboren. Das Gefühl ist an die Begierde gebunden und damit abhängig von der äußeren Stimmungslage. Empfindung dagegen ist ein Hauch der Liebe, der nicht nur in der Tiefe der Seele lebt, sondern sich hinausträgt zu den Mitmenschen, zur Natur und der ganzen Umgebung. Heilsame Kraft strömt aus diesem innersten Bereich des Menschen.

Jeder Mensch sehnt sich nach Harmonie und Geborgenheit. Nur sucht er leider allzu oft an der falschen Stelle. Denn in der äußeren Gefühlswelt kann er die Werte einer höheren Ordnung im Universum nicht finden. Er kann sich der Großartigkeit des Essens nicht in äußeren Stimmungen bewußt werden. Denn Essen ist nicht etwas Belangloses, sondern es ist immer ein tiefes Annehmen und Anerkennen von Arbeiten und Verrichtungen. Essen ist eine Aktivität, die jeder tun muß, ob er nun will oder nicht. Er muß seine Abhängigkeit erkennen. Eine lange Kette von Arbeiten aus menschlicher Hand sowie die Einwirkung natürlicher Weisheitskräfte, die in der Natur gegeben sind, sind notwendig für jedes Nahrungsmittel. Das Brot wäre nicht auf dem Tisch, wenn nicht der Bäkker sein Handwerk verrichten würde. Der Bäcker wiederum könnte das Brot nicht backen, wenn er nicht vom Landwirt das Getreide erhalten würde. Und der Bauer könnte das Getreide nicht ernten, wenn nicht die Mächte der Natur, wie Sonne, Wind und Regen das Korn nährten und wachsen ließen.

Viele Dinge erkennt man mit Hilfe der Naturwissenschaft. Nur seine eigene Abhängigkeit erkennt man kaum. Die Ernährung ist von so vielen Seiten untersucht worden. Theorien stehen neben Theorien, Wahrheiten neben Wahrheiten. Das Unsichtbare, das hinter aller Erscheinung, hinter den Vitaminen, Mineralien, Eiweißen, Kohlenhydraten usw. lebt, ist ganz anderer Natur. Es ist Leben, es ist Geist. Dieses Leben müssen wir wieder in das Bewußtsein rufen. Dies öffnet das feinere Empfindungsleben im Herzen, das Denken wird gleichzeitig offen und lebendig. Bewußtes Leben ist immer mit dem gebenden Wesen verbunden. Man wird nicht die Grenzen von Mein oder Dein spüren, von Sinnenfreude oder Leid, sondern man wird Dankbarkeit erleben.

Es wäre sehr falsch, wenn man den heutigen Wohlstand mit seiner überreichlichen Fülle an Nahrungsmitteln leugnen und einen Weg der Askese wählen würde. Mäßigung jedoch ist wichtig. Auch müssen unbedingt natürliche Nahrungsmittel den Speiseplan füllen. Wer jedoch schon eine einfachere Kost mit hohen Anteilen an Gemüse und Getreide gewählt hat, der soll nicht aufhören, den Sinn des Lebens weiter zu ergründen. Mit Innerlichkeit und tiefer Empfangsbereitschaft kann man das Essen neu erleben. Je tiefer die Empfindungen das Herz berühren und je deutlicher ein Verstehen von der Ordnung im Universum erwächst, desto deutlicher offenbart sich das Leben in unbegrenzter Fülle. So kann auch bei einfacher Kost kein Zwang entstehen. Denn der innere Reichtum lebt im Herzen. Essen kann zur höchsten Hingabe führen, zur Hingabe an das Leben, an Gott.

Die Besinnung am Tische

Das Geben im Sinne des Geistes erfordert eine vollständige Hingabe der ganzen Persönlichkeit. Dies ist wohl jedem sehr fremd. Man lebt normalerweise so sehr gefangen in seiner äußeren Schale der Persönlichkeit, daß man Hingabe und Selbstaufgabe gar nicht leben kann. Nur die wiederholte Besinnung auf den inneren Wesenskern kann die Herzensseite öffnen. Disziplin und Ausdauer sind hierfür notwendig. Das Ergebnis wird man spüren und man wird deshalb auch die Besinnungspausen des Lebens schätzen lernen.

Die Besinnung am Tische ist sehr wichtig. Bevor man mit dem Essen beginnt, sollte man von aller Hast und Unruhe des Alltags Abstand nehmen. Hält man inne und wird man sich am Tische bewußt, daß die gesamte Nahrung gegeben ist, daß sie durch das Licht der Sonne gewachsen ist, so wird man sogleich auch Ruhe empfinden. Das Gemüt wird durch die Besinnung harmonisiert und die Nerven werden neu belebt. Man benötigt, wenn man ernsthaft von innen her die dankbare Haltung zum Essen pflegt, nicht lange, um eine höhere Kraft in sich zu erfahren. Nur muß man wirklich dazu bereit sein. Nie sollte eine Besinnung zum Zwang werden. Ein offenes Herz führt zu Dankbarkeit und gibt den Segen zum Mahl.

Alle Nahrung ist gegeben. Es ist nicht der Sinn des Menschseins, für sich das Beste zu nehmen, sondern vielmehr soll man sich mit jedem Bissen der Gegenwart bewußt werden. Den ganzen Tag hastet man von einer Verrichtung zur anderen und bemerkt das eigentliche Leben gar nicht. Das Essen sollte aber einen besonderen Platz einnehmen. Eine tiefe Empfindung aus der inneren, lebendigen Welt des Seins gibt Harmonie am ganzen Tische.

Früher betete man vor einer Mahlzeit, um Gott seine Dankbarkeit darzubieten. Dies wird gerne mit einer Konfession in Verbindung gebracht, weshalb viele Menschen das Gebet ablehnen. Man braucht sich aber keinem Glauben zuwenden, um seine Seele zu berühren. Nur eine ernsthafte Zwiesprache muß man mit sich selbst führen, mit seiner verborgenen Seite, dem Empfindungsleben, jenem Leben, das jenseits der Oberfläche liegt. Erkennt man es, so öffnet sich ein sensibler Strom der Wahrnehmung. Dieser Strom ist das gebende Leben, das sich mit dem Weitwerden des Herzens hinausträgt und eine Erfahrung von Dankbarkeit gibt.

Jede Mahlzeit ist ein neues Erlebnis für die Seele. Meist aber nimmt man Frühstück, Mittagessen und Abendbrot fast wie eine mechanische Verrichtung zu sich. Ein Gebet oder eine Besinnung geben dem Essen einen anderen Wert. Es wird bekömmlicher, wenn die Seele empfänglich ist. Der Mensch wird gleichzeitig auch in seinem inneren Erleben bereichert und neue Kräfte offenbaren sich aus der Seele.

Die große Gelegenheit, die der Mensch mit dem Essen hat, sollte er nicht versäumen. Dreimal am Tage nimmt man eine Mahlzeit zu sich. So tritt man dreimal am Tag durch die Geschmacksnerven mit der Natur in innigste Verbindung. Man ißt vom Reich der Natur, man schmeckt aus der Pflanzenwelt. Je bewußter man das Essen aus der Seele heraus erlebt, desto besser wird das Verstehen für das ganze Leben wachsen.

„Zünden Sie am Tisch eine Kerze an und betrachten Sie mit stiller, unkomplizierter Anteilnahme das Licht. Die Flamme der Kerze ist eine Hilfe zu dem feinen Bewußtwerden des kosmischen Lichtes, dem Ursprung der Materie. Die gesamte Welt der Materie ist aus dem Licht geboren. Lassen Sie dieses kosmische Wesen bis in die kleinsten Teile der sichtbaren Welt wandern und lassen Sie es bis in die Mitte des Herzens eindringen. Dort, wo dies eine Licht, das von der Quelle des Geistes ausströmt, in das Bewußtsein rückt, lebt Friede und Geben. Lassen Sie dieses Licht auch zu Ihren Mitmenschen kommen, wenden Sie sich Ihnen mit Bewußtsein hin, so daß Sie nicht nur sprechen ‚Guten Appetit', sondern ein Wort der Dankbarkeit und aufrichtigen Freundschaft ausdrücken. Das Essen wird durch den Geist, der aus dem Lichte erwacht, gesegnet."

Die Bedeutung der Nahrungsmittel

Der Mensch ist Teil der Natur. Die gesamte Nahrung ist ein Produkt der Natur. Das Studium der Zusammenhänge zwischen Mensch und Natur, zwischen dem Geistwesen des Menschen und der Vielfalt der lebendigen Pflanzenwelt, ist eine wichtige Aufgabe zur Erweiterung der wissenschaftlichen Forschungen. Je mehr er in den Nahrungsmitteln die Schöpferkräfte des Lebens sieht, desto einfühlsamer werden Denken und Fühlen des Menschen. Durch die erweiterte Sichtweise, bei der Geist und Seele als reale Wesensglieder in die Betrachtung einbezogen werden, erklären sich viele Zusammenhänge zwischen menschlicher Entwicklung und Ernährung.

Jede Zeitepoche hatte ihre besondere Ernährung. Auch die Völker der verschiedenen Erdteile besitzen die ihnen eigenen Nahrungsmittel. Eßsitten und Rituale sind von Erdteil zu Erdteil verschieden. So ist beispielsweise der Reis das Hauptnahrungsmittel des Ostens, der Weizen das wohl wesentlichste Nahrungsmittel im Westen. Ein Land bietet, abhängig von den Vegetationsbedingungen, bestimmte Sorten von Gemüse und Getreide. Die Menschentypen und die Nahrungsmittel sind von Kontinent zu Kontinent verschieden. Jedes Land besitzt traditionelle Zubereitungsformen und Gerichte.

In den europäischen Ländern gibt es eine große Auswahl an Lebensmitteln. Unsere Zeit ermöglicht den Handel zwischen allen Kontinenten. So können wir Früchte aus den tropischen Ländern erhalten und fernöstliche Gerichte in den Speiseplan einbeziehen. Das vielseitige Angebot führt aber gleichzeitig zu sehr viel Verwirrung. Kaum jemand hat noch Überblick über das bestehende Angebot. Sogar in den Naturkostläden gibt es bereits so eine breite Auswahl an Lebensmitteln, daß man für seinen eigenen Bedarf eine sorgfältige Auswahl treffen muß. Das bewußte Umgehen mit den verschiedenen Nahrungsstoffen ist für den Menschen in unserer Zeit zur unbedingten Notwendigkeit geworden.

Kenntnisse über die einzelnen Nahrungsmittel bilden eine Basis der Kochkunst und sollten durch das Studium von Büchern beständig erweitert werden. Ohne Wissen kann in der Küchenpraxis keine rechte Zubereitung erfolgen. Ernährungsstudium bedeutet jedoch keinesfalls Lernen von trockenen Regeln über Koch- und Quellzeiten. Ein lebendiges Bild von der Nahrung soll erwachsen und schließlich zu freudiger Anteilnahme am Kochen führen. So kommt der

Mensch dem immer näher, was er zu sich nimmt und verdauen muß. So wird ihm die Nahrung und das darin enthaltene Leben vertrauter. Ein reiches Innenleben entwickelt sich.

Dazu gibt die bewußte Auseinandersetzung mit der Nahrung, mit ihrer Zubereitung und schließlich mit dem Essen selbst eine ideale Möglichkeit.

Die folgende Beschreibung der Nahrungsmittel ist keine nüchterne Beschreibung oder Analyse, sondern es werden nur einzelne Bilder einer geistigen Erkenntnisweise geschildert. Damit können weitere Zusammenhänge gefunden und praktische Möglichkeiten für Auswahl und Zubereitung geschaffen werden.

Rohkost und gekochte Nahrung

Die Rohkost als Diät oder Grundlage der Ernährung wird in vielen Büchern der Vollwertkost angepriesen. Es ist ein großer Verdienst von Dr. Brucker, daß er auf die therapeutische Wirkung der naturbelassenen Nahrung hinweist und sie auch mit großem Erfolg bei verschiedensten, oftmals schweren Krankheiten einsetzt. Wer viel Obst, Salat und rohes Gemüse zu sich nimmt, der erblüht in seinem Aussehen, strahlt Vitalität und Energie aus, der Teint wird frisch, die Augen blicken klar und umsichtig nach außen.

Von diesem Bild kann man schon sehr leicht auf die Wirkungsweise der Rohkost schließen. Das ungekochte Gemüse befindet sich noch nahezu in seiner ursprünglichen, lebendigen Form. Es ist nicht durch Kochen verändert, deshalb besitzt es noch Eigendynamik und eigenes Leben. Das Verdauungssystem muß sehr hart arbeiten, um diese Pflanzen aufzuschließen, sie durch den Verdauungsprozeß, der ein Verbrennungsprozeß ist, umzuwandeln und die Nährstoffe wie Eiweiße, Kohlenhydrate, Mineralien und Vitamine aufzunehmen. Diese Umwandlung beginnt bereits in der Mundhöhle. Gekochte Nahrung ist in der Regel weicher und läßt sich leicht kauen. Die Rohkost dagegen kann man nicht einfach hinunterschlucken, man muß sich erst durch sie hindurchbeißen. Schon allein dieser verstärkt geforderte Einsatz läßt die Persönlichkeit wachsen, die Willenskräfte steigen. Auch von Magen und Darm wird verstärkte Arbeit und ein enormer Kräfteeinsatz gefordert. Die Organe kräftigen sich, ihre Leistungsfähigkeit wird größer. Mit der Organleistung nimmt gleichzeitig die gesamte Spannkraft der Persönlichkeit zu.

Daraus kann man ableiten, daß rohes Gemüse, wie geriebene Karotten oder andere Wurzeln, geriebener Sellerie, Blattsalate, Rettich, gehobeltes Kraut oder Kohlrabi, fein geschnittener Blumenkohl, sowie auch Keimlinge aus Getreide, Bohnen oder Erbsen und auch der beliebte Frischkornbrei die gesamte Eigendynamik fördern. Sie helfen dem Menschen, sich durchzubeißen, sie geben ihm jene Willenskraft, um dem Leben mit Energie und Einsatz zu begegnen. Schließlich wird auch ein hohes Maß an Gesundheit und Persönlichkeitskraft entwickelt.

Bei den meisten Wirbelsäulenbeschwerden, die in der Regel durch starke Abbauprozesse entstehen, bei Gelenkserkrankungen wie Arthrosen und bei den meisten Krankheiten mit Stoffwechselschwäche ist Rohkost eine ganz wertvolle Hilfe, die oft in scheinbar auswegslosen Situationen Heilung bringt. Doch sollte man sie in ihrem Wert nicht als die Wahrheit sehen. Vor allem über einen längeren Zeitraum sollte man jede extreme Form einer Rohkostdiät meiden. Denn der Mensch braucht genauso die gekochte Nahrung.

Viele Aspekte des Lebens fließen ineinander und fördern das seelisch-geistige Reifen des Menschen. Nicht allein das intellektuelle Wissen soll den nach Rat Suchenden zu Entscheidungen bewegen. Im Empfindungsbereich des Herzens liegt ein tieferer Sinn für die richtige Auswahl. Man achtet aber meist zu wenig auf seine inneren Empfindungen. Der gefühlsbetonte Charakter läßt sich eher von Gelüsten leiten, der verstandesbetonte Charakter wägt nach einseitig intellektuellem Wissen ab. Auswahl und Zubereitung sind aber eine Angelegenheit der tieferen Empfindungswelt. Nie wird irgendeine extreme Form dem Leben und der Wahrheit des Seins näherkommen.

Jede Pflanze hat ein eigenes Leben. Dieses muß ganz durch die Kraft der Verdauung zerstört werden, so daß der Körper schließlich eine ihm gemäße Substanz aufnehmen kann. Rohkost ist lebendige Nahrung, gekochte Kost ist zu einem gewissen Grad leblos, besitzt weniger Eigendynamik. Um die intensive Wirkung der Rohkost aus dem Pflanzlichen mehr dem Menschlichen anzugleichen, ist die Zubereitung von besonderer Bedeutung. Das beginnt bereits beim Waschen des Gemüses. Indem der Koch die Blätter des Salates unter fließendem Wasser säubert, nimmt er der Pflanze ihre Eigendynamik. Sorgfältiges Schneiden oder Raspeln ist der nächste Schritt. Die Nahrung wird dadurch von einer menschlichen Hand geprägt und nimmt Wesenhaftes vom Menschen auf. Mit dem Salzen und Würzen des Salates fügt sich schließlich das Leben der Pflanze und sie wirkt nicht mehr so stark in ihrer Fremddynamik. Sie wird leichter vertragen, auch von Personen, die schwächere Verdauungskräfte besitzen. Denn der Genuß von Gemüse unmittelbar vom Felde ist nicht im Sinne ästhetischer Essens- und Zubereitungsweise. Pflegt man diese Grundsätze der Auswahl und Zubereitung, so wird ein Wachstum im ganzheitlichen Sinne des Menschen angeregt.

In diesem Zusammenhang sei auch auf die Bedeutung der gekochten Nahrung hingewiesen. Das Kochen ist ein intensiver Prozeß, ein Eingriff in die natürliche Ordnung. Es führt zu großen Veränderungen in der Qualität der Nahrung. Sie wird in ihrer Struktur zerstört. Sie verliert ihr Leben. Den Organen der Verdauung fällt es damit nicht mehr so schwer, den fremden Charakter der Nahrung zu überwinden und diese der eigenen Körperlichkeit zuzuführen. Doch wird auch ein gewisser Einsatz vom Organismus gefordert, der jedoch wesentlich sanfterer Art ist als bei Rohkost. Er führt das Kräftewirken nach innen. Das, was die Rohkost an Willenskräften zur äußeren Persönlichkeitsentwicklung hervorruft, das bringt gekochte Nahrung an Willenskräften zur inneren Reifeentwicklung. Rohkost läßt die Augen nach außen strahlen, gekochte Nahrung nach innen. Ißt man vorwiegend gekochte Nahrung, so ordnet man sich innerhalb seiner Persönlichkeit, man bekommt mehr Zugang zu sich selbst und gewinnt auch leichter den Zugang zu religiösem Verstehen. Gleichzeitig wird jedoch auch mehr Isolation und Abstand zur Umwelt gefunden. Mit gekochter Nahrung erbaut man sich jenen weichen Leib, der durchlässig für sensible Ströme und Empfindungen ist. Das Bewußtsein wird in der Individualität erwachen.

Beide Extreme, sowohl reine Rohkost wie auch ausschließlich gekochte Nahrung, sollten gemieden werden. Die seelisch-geistige Entwicklung kann nur positiv verlaufen, wenn sich die Kräfte in Einklang mit der Natur und dem Leben befinden. Zu starke Abschirmung von den Mitmenschen und der Umgebung führt auf Dauer zu gesteigerter Empfindsamkeit und dem Gefühl der Einsamkeit. Dagegen bringt ein zu starkes Durchbeißen mit der Rohkost ebenfalls eine unangenehme Note. Es führt zu Verhärtungen in der Seele und begünstigt das Abgleiten ins Äußerliche und Materielle. Für die Menschheit wird gegenwärtig hauptsächlich die gekochte Nahrung überwiegen müssen. Nach individuellen Bedürfnissen und therapeutischer Notwendigkeit wird ein Anteil Rohkost die Tafel sinnvoll bereichern.

Als letzten Gedanken können wir noch die Frage stellen: Wie verhält es sich, wenn man durch die gegebenen Umstände gezwungen ist, schlechte Nahrung oder schlecht zubereitete Nahrung zu essen? Dies ist oftmals auf Reisen der Fall. Auch bei Einladungen kann man nicht immer alles ablehnen. Hier ist es sehr wichtig, den tieferen Gedanken zu leben und zu verstehen. Denn dies führt direkt zu höherer Erkenntnis und Dankbarkeit.

In der Nahrung lebt die Schöpfung des Unendlichen. Die Nahrung ist aus dem Licht geboren. Sie stammt aus der einen und immer gegenwärtigen Quelle des Lebens, die alles Leben hervorbringt. Sowohl in guter als auch in schlechter Nahrung ist der Keim der Schöpfung verborgen. Diesen Gedanken soll man sich vergegenwärtigen. Es liegt nicht im Sinne der natürlichen Ordnung, daß man durch Nahrung, die gegeben ist, krank wird. Das Leben wird von höheren Kräften, die weisheitsvoll arbeiten und größer sind, als menschliches Vermögen es sein kann, geleitet. Es ist nicht der Wunsch dieser schöpferischen Kräfte, daß man schlechte Nahrung zu sich nehmen muß und dadurch krank wird. Durch das Bewußtsein dieser größeren Ordnung kann der Mensch jene heilsame Kraft in sich erwecken und sich dadurch den äußeren Bedingungen, die unveränderbar auferlegt sind, weise fügen. Es wird durch diese Hingabe die Nahrung in ihrer krankmachenden Wirkung eingedämmt. Wenn es nicht gerade Gift ist, wird man sie gut verwerten. Dieser Gedanke, so leicht, wie er in Worten klingt, darf nicht oberflächlich genommen werden. Ganz aus der Tiefe des Herzens kommend, wird er eine große, heilsame Kraft in sich tragen.

Auswahl der Nahrungsmittel – Entwicklung von Ästhetik

Sowohl das Wissen über Ernährung wie auch das Gefühl für harmonische Zubereitung und Zusammenstellung können beständig erweitert werden. Die Entwicklung des Menschen darf im Laufe eines Lebens niemals stagnieren; sie kann auch nicht zu einem Ende kommen, zu einem Punkt, wo alles erreicht ist. So ist auch die bewußte Auseinandersetzung mit Nahrungsmitteln, Kochkunst und Eßverhalten an eine beständige Erweiterung gebunden.

Gegenwärtig stehen wir am Beginn eines von zunehmender Spiritualität geprägten Zeitalters. Viele Menschen spüren eine unausweichliche Sehnsucht nach einer neuen Dimension des Erlebens. Das Leben muß einen höheren Sinn besitzen und daher mit einem tieferen Inhalt bereichert werden. Aus der Melancholie des Alltags strebt man zu freieren Formen der Wahrnehmung und des Erlebens. Wie viele Menschen sind es, die nicht mit dem Wohlstand konform gehen wollen, die sich über die gegebenen Verhaltensweisen eine freiere Sichtweise erarbeiten und damit Unabhängigkeit in ihrer Persönlichkeit erlangen wollen? Nur ist es eine große Schwierigkeit, nicht als Revolutionär zu reagieren, sondern die wirklichen Tiefen des Lebens zu berühren. Denn die Suche nach mehr Freude, Zufriedenheit und Einssein ist nicht ein Weg der Trennung von den Mitmenschen, des Anderswerdens, sondern es ist ein tiefer Wandel in den subtileren Bereichen des Denkens, Fühlens und Wollens. So soll auch das Verständnis für die Ernährung auf solche Weise wachsen, daß die innere Natur des Menschen berührt wird. Eine spezifische Kochanleitung oder ein Verhaltensmuster für das Essen kann nur das Äußere ändern. Diese Dinge leben nur an der Oberfläche. Eine Wandlung soll gleichzeitig durch Erkenntnis geschehen. Diese wird aus der Seele geboren, ergreift die feinere Empfindungswelt und wirkt sich schließlich auf das gesamte Leben aus.

Das Leben sprießt aus einer Quelle und zeigt sich in seiner weiten Vielfalt. Stellt man die Nahrung für sich und seine Angehörigen zusammen, so ist dies ein Wachstumsprozeß, der aus der Aufgabe selbst erwächst. Innere Produktivität ist erforderlich und muß die gesamten Verrichtungen begleiten. Ein Sinn für Ästhetik ist notwendig zur harmonischen Gesamtgestaltung, vor allem auch für die richtige Auswahl der Lebensmittel und ihre Kombination. Ästhetik ist dabei nicht irgendein Gefühl, das den Stimmungen von Lust und Überschwenglichkeit unterworfen ist. Ganz tief aus dem Herzensfühlen entspringt der Sinn für Ästhetik. Jeder Mensch besitzt diesen Sinn. Doch leben die meisten Menschen sehr oberflächlich in den Gefühlen und eilen von Eindruck zu Eindruck, so daß keine tieferen Empfindungen von wirklicher Harmonie und Schönheit bemerkt werden. Sinn für Ästhetik entwickelt sich, wenn tiefere Gedanken gepflegt werden. Den Mut zu handeln und Neues zu wagen, braucht der Koch ganz notwendig, denn Auswahl von Lebensmitteln und Kochen sollen keine Nachahmung sein, sondern produktive Tätigkeit aus der Seele selbst.

Die Ausprägung eines ästhetischen Empfindens erfordert Einfühlungsvermögen und Offenheit gegenüber den verschiedenen Umständen und Lebenssituationen. Dies schließt ein liebevolles Handhaben aller Verrichtungen, wie Einkaufen, Auswählen, Zusammenstellen, Kochen, Servieren usw. mit ein. Dabei kann man nicht eine Grenze der Möglichkeiten erreichen, sondern man wird sich beständig weiterentwickeln. Immer wieder gibt es neue Ideen. Wer den Weg zur Ästhetik geht, wird spüren, wie seine Hände liebevoll werden und seine Gedanken weise. Es beginnt eine Entwicklung, die tiefere Schaffenskraft erweckt, die die seelisch-geistige Entwicklung des Menschen beständig fördert.

Beginnt man mit bewußter Ernährungsgestaltung, so wird man in der Regel mit der allgemeinen, in unseren Landen gebräuchlichen Vollwertkost konfrontiert. Das heißt, daß man Weißmehlprodukte durch Vollkorngetreide ersetzt, mehr Salate und Gemüse auf den Tisch bringt, Sauermilchprodukte bevorzugt und Fleisch reduziert oder ganz wegfallen läßt. Schon nach wenigen Wochen spürt man deutlich Veränderungen in seinem Organismus und auch ein subtiles Anderswerden in seinem psychischen Wesen. Man sucht schließlich weiter, erarbeitet sich die verschiedenen Grundsätze der Ernährung und ergänzt sein Wissen, indem man die verschiedenen Nahrungsmittel aus der Naturküche erprobt. Auch der Körper wird empfindsamer gegenüber den unterschiedlichen Lebensmitteln und die Geschmacksnerven verfeinern sich. Hat man sich einmal an Vollkorngetreide gewöhnt, so verträgt man nur noch mit Vorbehalt Weißmehlprodukte. Vollkornbrot aus frisch gemahlenem Mehl wird man bald besonders schätzen. Sogar den Unterschied zwischen frisch verwendetem und älterem Mehl wird man beim Brot schmecken lernen. Diese Entwicklung ist in direkter Weise spürbar und man kann sie auch als äußere Entwicklung bezeichnen. Eine innere Entwicklung der Grundkräfte der Seele geht gleichzeitig im Stillen damit einher. Vor allem das Gemütsleben und die seelische Aufnahmebereitschaft wandeln sich mit der Ernährungsumstellung. Deshalb ist es so wichtig, daß man sich in jene tiefere Empfindungswelt des inneren Spürens begibt und den Sinn für Ästhetik zum Leben erweckt.

Denn wird dieser Sinn geboren, so wird dadurch ein sehr natürlicher und unkomplizierter Bezug zur Ernährung gewonnen. Automatisch wird man sich von synthetischen Stoffen, wie Konservierungsmitteln und Farbstoffen, abgestoßen fühlen. Überwürzte oder zu sehr verkochte Speisen, lieblos zubereitetes Essen oder einseitig zusammengestellte Gerichte werden einem nicht mehr schmecken.

Gerade die richtige Auswahl von Nahrungsmitteln soll nicht nur eine Sache des intellektuellen Wissens sein, sondern sollte mit subjektiver Wahrnehmung des Schmeckens und objektiver Empfindungskraft für Harmonie und Schönheit geschehen. Wird ein höherer Gedanke für die Ernährung in der Seele erweckt, so wird dadurch nicht ein Dogma errichtet, sondern die ganze Person wächst zu Reife und Achtsamkeit.

Die Unsicherheit, daß man mit vegetarischer Ernährung zu wenig Mineralien und vor allem zu wenig Eiweiß erhält, beschäftigt viele Menschen. Eiweiße kann der Körper nicht selbst bilden. Sie müssen in genügender Menge zugeführt werden. Verzichtet man auf Fleisch und Eier, so fällt eine wesentliche Eiweißquelle weg. Nun liegt es aber nicht an der bloßen Substanz und Menge des Eiweißes. Die richtige Zusammenstellung eines Gerichtes ist von entscheidender Bedeutung. Eine feinfühlige Hand des Kochs kann hier alle Probleme beseitigen. Bei jedem Menschen ist ein bestimmtes Gleichgewicht im Körperhaushalt gegeben. So braucht der eine etwas mehr Eiweiß, der andere weniger. Der eine braucht mehr Fette, der andere nur ein Minimum. Dies sind Unterschiede, die man beim Kochen beachten kann. Das wesentliche jedoch ist die Harmonie der Speise. Denn diese gibt den eigentlichen Gehalt an positiver Wachstumskraft für Körper, Seele und Geist. Durch die Ausprägung eines inneren Sinnes für Harmonie und Schönheit, für die Ästhetik, wird der Mensch die Frage direkt aus sich selbst heraus beantworten können. Dies erfordert eine Aktivität im Seelischen. Sie ist notwendig, weil der Mensch dadurch im ganzheitlichen Sinne reift. Er entwickelt durch innere Auseinandersetzung weitaus mehr Verständnis als ihm äußere Anleitungen über Kalorien und Vitamine geben können.

Jeder Mensch besitzt ein natürliches Gefühl für die Nahrung und hat auch seine besonderen Vorlieben für bestimmte Speisen. Den Gefühlen sollte man hier aber nicht freien Lauf lassen. Denn dies führt zur Genußsucht. Erkenntnis sollte durch ein feineres Spüren und Unterscheiden geboren werden. Einheimische Getreidesorten wie Weizen, Roggen, Gerste und Hafer ergänzen sich gut mit Milchprodukten. Reis dagegen ergänzt sich besser mit Soja, Linsen oder Erbsen. Die richtige Zusammenstellung gibt die harmonische Grundlage. Es sollte nicht zuviel, aber auch nicht zu wenig Eiweiß zugeführt werden. Gibt man beispielsweise zum Getreide, zu Erbsen oder Linsen, einen Apfel, so wird nicht nur die Bekömmlichkeit gefördert, sondern die Eiweißumsetzung erhöht sich; der Apfel verbessert die gesamte. Nahrungsverwertung. Diese Faktoren sind jedoch nicht durch eine wissenschaftliche Forschungsmethode nachweisbar. Jeder einzelne kann sich durch die Entwicklung seiner tieferen Sinne ein Wissen dafür aneignen.

Das Getreide

Die Nahrung ist aus dem Meer des kosmischen Lichtes geschaffen. Getreide ist dabei von einer göttlichen Hand gesegnet. In vielen Legenden und Überlieferungen wird vom segensreichen Getreide berichtet, ein geistiges Geheimnis liegt in seinem Wesen.

Die Betrachtung der Natur führt uns vielen Geheimnissen des Lebens näher. Eine Pflanze sprießt aus dem Keim des Samens hervor. Etwas Lebendiges entsteht aus dem Zusammenwirken der Himmelskräfte von Sonne und Mond mit den Erdkräften von Wasser und Mineralien. Ohne die Einflüsse aus der Gestirnswelt, ohne Licht und Wärme, wäre es keiner Pflanze möglich, zu wachsen und zu gedeihen. Die schaffende Kraft aus den unendlichen Sphären liegt allem Leben zugrunde, ja, liegt aller Materie zugrunde. Mit intellektuellen Spekulationen läßt sich das Wesenhafte unserer Schöpfung nicht befriedigend erklären. Es bedarf eines tiefen künstlerischen Einfühlungsvermögens und vor allem auch eines offenen Herzens, um die geistigen Bereiche zu ergründen. All das, was auf der Erde entstanden ist, trägt die ursprüngliche Lichtwirkung des kosmischen Lebens in seiner Mitte. Der Urquell aller Schöpfung ist das unendliche Licht der Sonne. Dieses arbeitet an der werdenden Pflanzenwelt, gibt ihr Wachstum und Lebenskraft. Der Boden ist nur der Verankerungsgrund für die Wurzeln, er kann nicht primär das Leben hervorbringen. Er ist nur die materielle Trägerseite für das werdende pflanzliche Wesen, das direkt aus den kosmischen Lebenskräften geschaffen wird.

Für unsere Entwicklung in seelisch-geistiger Hinsicht hat dieses erweiterte Verständnis von Natur und Leben eine sehr wichtige Bedeutung, denn damit setzen wir den Grundstein zur Einordnung unserer Persönlichkeit in das Leben als Ganzes. Durch Anerkennung der größeren Kraftwirkung des Lichtes als schöpferische Quelle des Lebens erwächst eine tiefe Seelenstimmung, die zu einer liebevollen Grundhaltung in der Persönlichkeit führt. Die Naturwissenschaft glaubt, daß das Leben ausschließlich aus dem Keim hervorgeht. Sowohl die Geheimnisse der Sonnen- und Mondrhythmen als auch die anderen Gestirnseinflüsse werden nicht beachtet. Die hereinstrahlende Kraft des weiten Lichtmeeres wird durch das analytische Denken nicht erkannt. So führt auch die gegenwärtige Sichtweise zu einem einsamen Weltendasein. Der Mensch wird ein mechanisiertes Wesen ohne jede moralische Verantwortung und

Glaubenstiefe, und so empfindet sich der Mensch auch hineingestellt in einen mechanisierten Weltenbau.

Betrachtet ein sensibler Mensch das stille Leben der Pflanze ohne intellektuelle Gedankengänge oder gefühlsmäßige Romantik, so ahnt er ein tiefes Geheimnis. Da sind höhere Kräfte, die für das physische Auge nicht sichtbar sind, am Werk. Der Same beginnt im Frühjahr zu keimen, schlägt seine Wurzeln in den Boden und bringt das erste Grün an die Erdoberfläche. Eine unsichtbare Lebenskraft fördert das Wachstum der Pflanze bis hin zur Reife. Wäre diese unsichtbare Lebenskraft nicht vorhanden, so könnte die Pflanze nicht himmelwärts wachsen, sie würde ganz den Kräften der Schwerkraft unterliegen. Auf der Höhe der Reife bildet sie Nektarien mit ätherischen Ölen. Die Blüte mit ihrer leuchtenden Farbe drückt eine Antwort zum Lichtmeer des Kosmos aus. Im Laufe des Vergehens zerstäubt sich die Blüte, bildet Pollen, verströmt ihr Wesen in die Welt hinaus, zieht langsam ihr geheimnisvolles Leben zurück, bis schließlich das einst saftige Grün in dürres Gelb aufgelöst ist. Der Same verbleibt in der schlafenden Erde und wartet auf die nächste Wachstumsperiode im Jahresrhythmus (Rudolf Hauschka, Ernährungslehre). Alles Leben webt in Zusammenarbeit mit den kosmischen Welten. Licht und Wärme wirken auf die Erde und ermöglichen erst damit alle chemischen Abläufe. Leben und Wachstum wären ohne diese größere Wirkung nicht möglich.

Betrachtet man die Getreidefelder in der Landschaft, so bekommt man gerne ein warmes, angenehmes Empfinden und ein Gefühl der Geborgenheit. In den Sommermonaten, wenn das Korn zur Reife gelangt und ein gelblicher Schimmer über den wiegenden Feldern ruht, läßt sich die verborgene Sphärenkraft leise erahnen. Mit dem Getreide ist dem Menschen etwas ganz Besonderes gegeben. Es ist weit mehr als nur ein Nahrungsmittel, das er als stoffliche Grundlage verarbeiten und zubereiten kann.

Wie eine große, liebevolle Hand liegt über den Getreideähren eine übersinnliche Wesenheit. Die reifen Samenfrüchte nehmen einen Funken göttlicher Liebe in sich auf. So ist das Getreide die Nahrung des Geistes. Diese Nahrung macht den Menschen zu einem Bürger der kosmischen Welten. Sie gibt Kraft zur freien Entfaltung des Empfindungslebens, zur Loslösung von aller Erdenschwere. Getreide gibt die Kraft zum Geben, so daß der Mensch die Grenze seiner eigenen Verhaftung und seines Wollens durchbricht und sich einem größeren Wirken bewußt wird. Getreide ist eine direkte Kraftnahrung für die Seele.

Getreide ist so wichtig für den nach Selbstverwirklichung strebenden Menschen, weil damit ein bestimmtes Kräftewirken in der Seele gefördert wird. Eigenschaften des inneren Menschen werden entwickelt. Er gewinnt Erkenntniskraft, Vertrauen in die eigenen Entscheidungen und Handlungen, Stärke in der Konzentrationsfähigkeit, Klarheit im Denken sowie auch physische Kraft. Das Nervensystem wird vom Getreide ganz wesentlich gestärkt, ohne daß die Sensibilität herabgesetzt wird. Getreidenahrung steigert sogar die Empfindungsfähigkeit, die für jede Art von geistiger Verwirklichung notwendig ist.

Fortwährend und ohne Grenze wirkt der Geist aus der unsichtbaren Welt des Lichtes. Die Sphäre des Kosmos ist wie ein weites schaffendes Meer, das mit besonderer Note über den Feldern der Körnerfrüchte strahlt und damit aus übersinnlicher Quelle eine höhere Kraft heranträgt. Wer Getreide als seine Nahrung wählt, der nimmt neben der physischen Grundlage die geistige Substanz für ein Leben auf, das zur Befreiung von den irdischen Abhängigkeiten führt.

Dabei ist das Getreide sogar ein sehr starkes Mittel. Wer sich eine zeitlang vorwiegend oder gar ausschließlich von vollen Körnern ernährt, der wird im gesamten Leben Leichtigkeit verspüren. Diese kann soweit führen, daß das Interesse an allen irdischen Dingen verloren wird.

Für den Menschen, der nach höheren Idealen strebt, ist Getreide ein wichtiges Hauptnahrungsmittel.

In unserer Zeit ist Selbstverwirklichung nicht mehr in Abgeschiedenheit möglich. Denn das würde die Seelenkräfte an das eigene Verlangen binden und der Mensch würde durch sein Streben nach Erlösung unfrei werden. In früheren Zeiten stand man bewußtseinsmäßig den Dingen und Geschehnissen des Lebens noch anders gegenüber. Die intellektuellen Fähigkeiten unserer Epoche waren vor einigen tausend Jahren noch gar nicht vorhanden. Da besaß man ein mehr instinktives Wissen und ein natürliches Gemeinschaftsempfinden. Mit dem kosmischen Leben und dem Weltenrhythmus war man auf innigere Weise in Verbindung (Rudolf Steiner). Im Laufe der Entwicklung jedoch verlor der Mensch diesen kosmischen Weltenbezug und wurde immer mehr ein Welteneinsiedler. Damit einhergehend prägten sich vorwiegend die intellektuellen Fähigkeiten des Menschen aus. Doch allein mit dem Verstand kann man die Welt und das Leben nicht begreifen. Denn das Denken ist in unserer Zeit aus dem lebendigen Zusammenhang gerissen und überschattet das eigentliche, bewußte Sein. Es verhindert damit die Öffnung für tieferes Erleben. Der Mensch besitzt heute nur noch eine sehr dumpfe Ahnung von höheren Welten. Dafür aber ist sein Selbstbewußtsein auf sehr hoher Stufe angelangt.

Um das Denken und Fühlen des Menschen wieder lebendiger werden zu lassen, muß man alle Erscheinungen der Natur mit tieferen Augen betrachten lernen. Ein Getreidekorn ergibt eine Pflanze mit neuer Ähre. Ein Halm wächst in der Regel nicht einzeln, der Bauer wird immer ein ganzes Feld säen. Unscheinbare, winzige Blüten sitzen an den Sprossen der Ähren. Sie öffnen sich nicht nacheinander, einzeln, für sich, sondern alle gleichzeitig. Die zarte Struktur der ganzen Pflanze ist dem Licht und der Luft innig zugewandt. Die Bestäubung geschieht innerhalb weniger Stunden. Der Wind streicht über das Feld und nimmt eine Wolke von Blütenstaub mit sich.

Eine geistige Kraft lebt sich aus ätherischer Schwebe in die Körnerfrüchte hinein. Sie ist durch eine tiefe Empfindung erfahrbar. So, wie das kosmische Licht die Pflanzen wachsen läßt, so ist auch der Mensch von einer höheren kosmischen Quelle abhängig. Im gesamten Leben existiert nur eine einzige Macht. Die gesamten Erscheinungen auf unserer Erde sind der Ausdruck der einen Quelle des unendlichen Urmeeres. Das Licht strahlt auf den Boden der Erde, auf die Vegetation, auf alle Tiere und auf den Menschen. So wie sich der Mensch nicht aus sich selbst heraus schaffen kann, so kann er auch keine Macht durch sich selbst entfalten. Alles Leben ist aus dem Unendlichen hervorgegangen und wird auch wieder im Unendlichen enden. Da man ein Teil dieser Schöpfung ist, kann man keinen Anspruch und keine Forderung an das Leben stellen. Man ist immer von der Lichtquelle abhängig, aus der man gekommen ist, zu der man wieder gehen wird. Erst wenn man dies erkennt und den Gedanken in seiner Seele leben läßt, wird man frei. Dann wird der Mensch ein Gebender. Das ist die einzig existierende Realität. Geben ist die Wirklichkeit des Lebens. Nehmen ist Illusion. In der tiefen Empfindungswelt des Herzens kann dies erfühlt und verstanden werden. Die Empfindungskraft des Herzens läßt uns die Mitmenschen und die Natur ohne Grenzen umarmen.

Das tägliche Brot als Urbild der Nahrung ist somit nicht nur physische Substanz, sondern in erster Linie jene geistige Grundlage zum Geben und tieferen Erleben. Jedoch nur das in der Ganzheit belassene Korn kann dem Brot als geistiges Nahrungsmittel gerecht werden. Die letzten Jahrzehnte führten zu einem

Höhepunkt im materialistischen Denken. Hingabebereitschaft und Achtsamkeit vor der Natur gingen fast gänzlich verloren. Man weiß nichts mehr von seiner innersten Natur und findet daher auch kein Interesse an einem höheren Lebensziel. So mußte man auch das Getreide in seiner Ganzheit zerstören. Durch die Raffinierung gewinnt man das weiße Mehl, das durch ein chemisches Verfahren auch noch gebleicht wird. Das aus Weißmehl gebackene Brot hat keine eigentliche Kraft mehr für die Seele, es ist durch die Isolation der Kohlenhydrate ein einseitiges Nahrungsmittel geworden.

Jetzt aber ist längst die Zeit herangerückt, um zu einer lebendigen Durchdringung der Materie mit dem Geist zu kommen. Viele Menschen spüren, daß sie an der Grenze ihrer Möglichkeiten angelangt sind. Somit erwacht die Forderung nach etwas Höherem ganz selbstverständlich. Das Getreide ist das Nahrungsmittel, das auf das Bewußtsein einwirkt und den Menschen hilft, Erkenntnisse von kosmischen Zusammenhängen zu finden. Die Sensibilität des Nervensystems wird durch Vollkorn nicht abgeschwächt, sondern tendenziell sogar gesteigert. Im richtigen Maß gegessen, bringt aber das Getreide auch gleichzeitig physische Stabilität und eine gesunde, aufbauende Kraft für den ganzen Organismus. Der hohe Gehalt an Kieselsäure stärkt das gesamte Bindegewebe. Degenerative Krankheiten wie Arteriosklerose, Bandscheibenschäden und Gelenkserkrankungen werden durch Getreidekost verhindert. Die Aktivität der inneren Organe steigt. Das Atem- wie auch das Kreislaufsystem werden erheblich gestärkt, so daß die Vitalität des Menschen zunimmt. Zahlreiche weitere Heilwirkungen sind mit der Getreideernährung gegeben.

Indem man die hohe Lichtkraft und die damit gegebene feinstoffliche Wesenskraft mit dem Getreidekorn aufnimmt, erschafft man in sich jenes segensreiche Denken und Fühlen, das nicht an die eigene nehmende Haltung des Lebens gebunden ist, sondern durchströmt ist vom Geist, von der schöpferischen Kraft des Kosmos. Eine Brücke wird vom eigenen Wesen zu den Mitmenschen und der Natur geschaffen.

Wer Wahrheit im Leben sucht, der muß sich im Laufe seines Werdegangs von Sehnsüchten und Begierden befreien und hinausblicken in die Welt. Dort findet er die Antwort auf seine Fragen. Geben ist Dankbarkeit. Das Brot ist jenes Nahrungsmittel, das den Menschen vom eigenen Habenwollen befreit und zur Weite des Daseins hinüberführt. Mit dem Brot wird er ein kosmischer Bürger. Wer Getreide ißt, der bereitet sich für ein Leben des Dienens vor, denn er erkennt die wahre Natur seines Wesens und wird durch sein Bewußtsein in eine neue Welt getragen. Gerade die heimischen Getreidesorten geben dem Menschen die Grundlage zur weiten Bewußtseinsentwicklung. Das sind in erster Linie der Weizen und die Gerste, aber auch Roggen und Hafer. Reis, Hirse und Mais sind Sorten aus fremden Ländern. Sie geben ebenfalls diese Grundlage zur Loslösung vom irdischen Geschehen und zur kosmischen Bewußtseinsentwicklung, doch entspricht ihr Charakter mehr den Temperamenten der Bewohner der Herkunftsländer.

Natürlich kann man sich die Gesundheit von Körper und Seele nicht eressen. Niemand wird durch das Essen selbst erlöst. Denn man muß sich im gesamten Leben nach höheren Erkenntnissen ausrichten und die Empfindungskraft aus der Tiefe des Herzens zu den Mitmenschen hinaustragen. Geben darf nicht falsch verstanden werden. Kein romantisches Gefühl ist damit gemeint. Der subtile Herzenswunsch des Gebens liegt jenseits von Wollen und Begehren. Erkenntnisse auf höherer Ebene bereiten ein reines Empfindungsleben vor. Auf Erkenntnis erfolgt Anerkennung und auf diese folgt die Dankbarkeit. Fühlt man für alle Nahrungsmittel wie auch für alles Schöpferische Dankbarkeit, so ist man im wahrsten Sinne ein Erlöster. Denn Dankbarkeit kann kein Gefühl der äußeren Persönlichkeit sein. Es gründet sich vielmehr auf einer tieferen Form des Verstehens und führt zu einer veränderten Bewußtseinshaltung. Dankbarkeit ist die unkomplizierteste Form des Gebens.

Das Gemüse im Rhythmus des Jahreslaufes

Das Wachstum der Pflanzen folgt einem natürlichen, sich immer wiederholenden Rhythmus im Jahreslauf. Wenn die Erde nach dem Winter weich wird und die Gräser und Kräuter zu grünen beginnen, so können in den Beeten schon sehr bald die ersten Salate gesetzt werden. Zahlreiche Wildkräuter sprießen auch mit den ersten längeren sonnigen Tagen hervor. Da gibt es beispielsweise die Brunnenkresse, die Blätter des Löwenzahns oder die des Spitzwegerichs. Innerhalb einiger weniger Wochen werden die Felder tiefgrün. Im Garten gedeihen der erste Spinat und der zarte Blattsalat. Bald darauf folgen Radieschen und Rettiche. Je länger und wärmer die Tage werden, desto reichhaltiger bietet der Garten seine Gaben. Im Sommer besteht schließlich eine bunte Auswahl an verschiedenem Gemüse wie Blumenkohl, Kohlrabi, Kraut, Mangold, Fenchel, Zuchini, Zwiebel, Rote Beete, Gurken und vielem mehr. Im weiteren Jahreslauf zum Herbst hin reifen kompaktere Gemüsesorten wie Karotten, Pastinaken, Kürbis, Petersilienwurzeln, Lauch, Grünkohl und Sellerie. Diese Gemüse bleiben länger erhalten, manche sind winterfest oder können in Mieten gut gelagert werden, so daß auch in der sparsamen Winterszeit genügend Auswahl besteht.

Mit dem Getreide ist ein Nahrungsmittel für das ganze Jahr gegeben. Es ist fast unbegrenzt lagerfähig. So kann es im Sommer wie auch im Winter als ein Grundnahrungsmittel verwendet werden. Das Gemüse ist an die Saison gebunden. Es gibt zum Getreide eine variable Ergänzung. Betrachtet man den Jahreslauf und das Wachstum der Pflanzen, so sieht man in den verschiedenen Tönungen und Farbenspielen einen Ausdruck des großen kosmischen Geschehens. Man kann die unterschiedlichen Kräfte, die durch die veränderten Lichteinflüsse im Nahrungsmittel angereichert werden, erahnen. Die Erde strahlt im Frühjahr elementare Kraft in die Welt hinaus. Mit zunehmender Sonnenkraft beginnt das Wachsen. Alles wird rege, erwacht, treibt aus. Die Tage werden länger, die Sonnenkraft nimmt zu. Das Wachstum der Pflanzenwelt wird immer üppiger und gelangt in den Sommermonaten zur Kulmination. Die Erde behält nichts mehr in sich. Sie antwortet auf das einstrahlende Licht und die hereinwirkende Wärme mit hinaussprießender Elementarkraft. Die Pflanzen wachsen himmelwärts, dem Licht entgegen. Dann beginnt wieder das Welken. Das Grün verliert seinen gesättigten Ton, wird gelblich. Im Herbst gelangen die

Früchte zur Reife, das Blattwachstum beginnt zu sterben, Samen verbleiben. Die Erde begibt sich mit der sinkenden Sonne zur Ruhe. Nach der großen Erntezeit erfolgt die Stille des Spätherbstes und des schlafenden Winters. Die geistige Elementarkraft zieht sich in sich selbst, in das Innere des Bodens, zurück. Die Tage werden kürzer, das Licht weniger. Das, was die Erde im Frühjahr an Kraft hinaussendet, wird in der Winterszeit ganz tief nach innen eingebettet. Ein Gefühl der Ruhe und Unbewegtheit liegt über den gepflügten Feldern. Dieses Gefühl wird noch intensiver wahrgenommen, wenn eine Schneedecke die Erdoberfläche bedeckt. Kein Wachstum ist möglich. Erst wenn die Tage länger werden und die Sonne die ersten Wärmestrahlen aussendet, regt sich im Boden der Same und beginnt zu keimen. Die Erde mit ihren Wachstumsphasen ist ganz von diesem kosmischen Geschehen abhängig. Fortlaufend antwortet die Erde auf das Licht der Sonne. Immerwährend besteht ein Rhythmus von Sprießen und Welken, von Blühen und Zerfallen, von Wachsen und Ruhen.

Das Getreide nimmt an den Frühjahrs- und Sommerkräften teil. Der Roggen wird bereits im Herbst gesät und nimmt dadurch die Kraft des ganzen Jahres in sich auf. Das Gemüse nimmt nur an einer entsprechenden Vegetationsperiode teil. Der Spinat beispielsweise kann im Frühjahr schon nach wenigen Wochen geerntet werden, das Wurzelgemüse überdauert meist den Sommer und kann im frühen Herbst die Tafel bereichern. Das eine ist Frühjahrs- und Sommergemüse, das andere Herbst- und Wintergemüse. So wird der Speiseplan entsprechend der Jahreszeit abwechslungsreich und lebendig gestaltet. Die Augen können sich an der bunten Vielfalt erfreuen und damit ein inneres Element der Phantasie wachrufen.

Das Sinnesleben ist ein wichtiger Teil des Menschen. Hierin zeigt sich ein lebendiges Element der Persönlichkeit. Niemand schreitet mit geschlossenen Augen und ohne Anteilnahme durch Wiesen und Wälder. Wer sich zu einem bewußten Leben entschließt, der verfeinert fortwährend sein Sinnesleben und bereichert damit sein Innenleben. Denn je mehr man die durchlichtete Welt durch seine Sinne wahrnehmen lernt, desto tiefer prägt sich ein Gefühl des lebendigen Seins aus. Die Verarbeitung von äußeren Eindrücken geht bis in die innersten Schichten der Persönlichkeit. Alle Sinneseindrücke sind Nahrung für das seelisch-geistige Leben. Das, was der Mensch sieht, das, was er hört, das, was er an Wärme- und Kälteströmen an der Haut empfindet, das, was er an der Zunge schmeckt und das, was er an den Riechzellen der Nase wahrnimmt, bewegt sich nach innen, führt zu Empfindungen, an denen die Seele wachsen kann. Bewußt kann der Mensch sich den Eindrücken der äußeren Welt öffnen und dadurch an allem lebendigen Geschehen Anteil nehmen. Licht dringt durch die Tore der Sinne in die Tiefe des Wesens. So ist es keineswegs belanglos, ob man durch laute Straßen mit eckigen Häusern schreitet oder durch den Wald einer ruhigen Berglandschaft wandert.

Die seelisch-geistige Entwicklung ist gleichzeitig auch eine Erweiterung des Bewußtseins, mit der eine Verfeinerung der Sinnesempfindungen einhergeht. So sollte man sich den Jahreslauf mit den verschiedenen Vegetationsperioden bewußter machen. Wenn im Frühjahr die Erde alle Elementarkraft zu mobilisieren beginnt und damit das Pflanzenwachstum himmelwärts strebt, erlebt auch der Mensch in sich ein Erwachen. Nach der introvertierten Winterszeit öffnet er die Augen und blickt nach außen. Die Sonne lockt ihn zu Tat und Unternehmung. Im Herbst ist das Gegenteil der Fall. Der Mensch läßt von den äußeren Seiten des Lebens los und besinnt sich nach innen. Er denkt nach und gönnt seinem Körper eine Ruhepause. Im Herbst löst sich der Mensch von seinem extrovertierten Verlangen und bereitet sich auf das häusliche Dasein des Winters vor.

Wie die Pflanzen an den Rhythmus des Sprießens und Welkens gebunden sind, so ist auch der Mensch mit seiner Erlebenskraft an ein beständiges Auf und Nieder, an ein Binden und Lösen, an Ruhe und Bewegung gebunden. Denn mit beiden Beinen ist er mit der Erde verhaftet. In rhythmischer Folge wirkt das Licht der Sonne auf ihn, fordert ihn im Frühjahr zu Unternehmung und Tätigkeit auf und ermahnt ihn im Winter zu Besinnung und Innensicht.

Der Mensch ist ganz in den Rhythmus des Wachsens und Ruhens, der Anspannung und Entspannung, des nach außen Blickens und nach innen Schauens eingebettet. So hat auch die Ernährung für einen harmonischen Kräfteausgleich eine wesentliche Bedeutung.

Die direkte materielle Substanz, die man mit dem Nahrungsmittel zu sich nimmt, verwandelt sich durch die Verdauung in körpereigene Substanz. Mit der Nahrung erbaut man sich den Körper und erhält seine physische Kraft. Dieser Körper ist die Wohnstatt der Seele und alle sichtbaren Glieder sind von höheren, feinstofflichen Kräften durchdrungen. Diese sind unsichtbar, doch immer vorhanden. In den Organen lebt der ganze Kosmos. Licht lebt im Menschen, und dieses Licht ermöglicht es ihm, am Leben bewußt teilzunehmen. Dieses Licht ist nicht materieller, es ist geistiger Natur. Es stellt den Urstoff aller Materie dar. Indem der Mensch das Gemüse der entsprechenden Jahreszeit zu sich nimmt, nimmt er die natürlichen Lichteinflüsse der Jahreszeit auf. Mit dem Spinat nimmt er die Frühjahrskräfte, mit den Wurzeln und Rüben die Herbstkräfte in sich auf. Die Elementarkraft des Frühjahrs atmet sich mit den grünen Kräutern in die menschliche Seele hinein und ein Geist der Tiefe und Beschaulichkeit ergreift die Seele mit dem Herbstgemüse. Gerade die Vielfalt verschiedener Gemüse läßt den Menschen durch eine lebendige Welt des Daseins schreiten. Die Lichtkräfte der Pflanzen sind unbedingt für das seelisch-geistige Wachstum notwendig. Würde die Nahrung nur physischen Charakter besitzen, so könnte man sich auch künstlich ernähren. Man könnte Eiweiße, Kohlenhydrate und Fette in Pulverform zuführen. Das würde die Körperlichkeit aufrecht erhalten, die Seele würde aber verarmen. Erst mit der Nahrung der Natur erhält der Mensch die Wärme in der Seelenstimmung. Je natürlicher sie dem Jahresrhythmus entspricht, desto ausgeglichener entfaltet sich das Gemüt. Indem der Mensch das Gemüse des Frühjahrs ißt, wird er zum Frühjahr selbst. Indem er die Früchte des Sommers genießt, wird er mit sonnigem Temperament und impulsivem Unternehmungsgeist erfüllt. Indem er das feste, kompakte Wintergemüse verzehrt, erhält er innere Wärme und äußere Ruhe, er wird besinnlicher, in sich gekehrter, er wird zum Winter selbst.

Zur gesunden Entwicklung braucht der Mensch in unseren Breiten den Wechsel der Jahreszeiten. Das eine Mal lebt mehr die extrovertierte Persönlichkeit, das andere Mal mehr die introvertierte. Gerade das Gemüse gibt dem Menschen eine Grundlage zur richtigen Seelenstimmung. Hält er sich an die einfachen Gesetze des Jahresrhythmus und ißt er das, was der Garten bietet, so nimmt er die entsprechende Jahreszeit in sich auf. Er wird zum Frühjahr mit den frischen Kräutern, er wird zum Herbst mit den reifenden Früchten. So schwimmt er mit dem Strom eines großen Weltenrhythmus und behält durch entsprechende Nahrungsaufnahme eine innere Ordnung bei.

Der Mensch bildet mit der Natur eine Einheit. Was in den Pflanzen an rhythmischen Abläufen vorgeht, lebt genauso, nur auf höherer Stufe, im Menschen. In unserer Zivilisationskultur sind wir von der Natur sehr weit entfremdet. Ein Gefühl für die lebensspendende, schwingende Kraft der Erde ist verlorengegangen. Man kann sich sehr wenig in das größere Lichtwirken der einstrahlenden Sonne hineinfühlen. So zeigt sich auch die Parallele im Eßverhalten. Im Winter ißt man die Früchte des Sommers. Oftmals greift man auch zu Dosennahrung oder anderer chemisch konservierter Nahrung. Ein Gefrierschrank steht bald in jeder Wohnung. Natürliche Konservierungsverfahren wie Mieten und Einsäuern von Gemüse finden gegenwärtig kaum mehr Beachtung. Konservieren von Gemüse und Obst ist ein wichtiger Bestandteil der Ernährungspraxis. Doch sollten es natürliche Methoden sein, bei denen die lebendige Kraft und die rhythmische Ordnung beibehalten werden. Gefrieren von Gemüse erhält zwar die Vitamine, doch wird die feinere Bildekraft des Nahrungsmittels zerstört. Dies sieht man daran, daß nach dem Auftauen das Gemüse in der Form zerfällt. Der natürliche Rhythmus des Produktes sollte nicht drastisch verändert werden. Beim Lagern des Gemüses und beim Einmieten bleibt die Struktur auf natürliche Weise erhalten. Gemüse und Obst werden älter, reifen ganz langsam weiter, verzuckern mehr. Der natürliche Prozeß bleibt gewahrt. Dem Menschen bekommt ein gut gelagertes Gemüse besser als ein Gemüse aus der Tiefkühltruhe. Obst kann zu Mus oder Marmelade eingekocht werden. Nur sollte man bedenken, daß dadurch die Lebendigkeit der Früchte völlig verschwindet und das Mus oder die Marmelade ein neues Nahrungsmittel mit einem anderen Stellenwert wird. Das Apfelmus besitzt nur noch sehr wenig vom Charakter des Apfels, der einstmals am Baum hing. Zur Bereicherung in der Küche kann Mus und Marmelade in Maßen verwendet werden.

Das Fleisch als Nahrungsmittel – die Problematik des Tötens

Die Frage des Tötens von Tieren, um ihr Fleisch zu essen, bringt eine sehr umfassende Problematik ins Rollen. Vor allem ist ein sehr tiefer, ethisch-moralischer Aspekt mit dem Töten eines Lebewesens verbunden. Eine ganze Studie könnte man erarbeiten, um Sinn und Bedeutung dieser für die Ernährungsweise existentiellen Frage zu erörtern.

Wie oft ist man genötigt, ein Lebewesen zu töten, sei es zum Schutze des eigenen Leibes oder zur Nahrungsbeschaffung? Unsere Viehzucht existiert nur um die Tiere zu schlachten und das Fleisch als Nahrungsmittel zu verwenden. Betrachtet man das Problem des Tötens, so kann man sehr verschiedene Aspekte herausarbeiten. Je nach Erfahrungsebene und Gefühlsentwicklung des Einzelnen wird man die verschiedensten Antworten und Meinungen hören. Allein durch Abwägen von Für und Wider läßt sich die Frage nicht befriedigend beantworten, weder in ethisch-moralischer noch in sozialer oder wirtschaftlicher Hinsicht. Denn man wird immer wieder zwischen den Polen der Notwendigkeit und der Sinnwidrigkeit gefangen werden. So sei hier der Versuch geschildert, von ganz anderer Warte her an die Problematik des Tötens heranzugehen.

Der Mensch besitzt eine wesentliche Antriebskraft, die dem innersten Sein entspringt. Doch ist ihm das Leben vorgegeben und er kann nur sehr begrenzt seine Willensfreiheit äußern. Erst wenn er Zugang zu den tragenden Kräften des Lebens findet, wenn er die äußeren Handlungsweisen mit geistiger Erkenntnis durchdringt, kann er Zugang und Verständnis zu den fundamentalen Fragen finden. Erkenntnis ist ein Weg, der den Mensch an das Tor der Freiheit führt.

Wer Fleisch ißt, der bringt sich mit einer langen Kette von verschiedenen Taten und Ereignissen in Verbindung. Er lebt in Abhängigkeit von einer feststehenden Struktur. Die Viehzucht wurde nicht durch die Notwendigkeit, daß Fleisch als Nahrungsmittel dringend gebraucht wird, zu so hohen Ausmaßen entwickelt, sondern es ist einzig und allein das ehrgeizige Bestreben des Menschen, sich mehr Besitz und Reichtum, Wohlstand und Macht anzueignen. Denn aus wirtschaftlicher Sicht ergibt der Ackerbau weit mehr quantitativen Ertrag an Nahrung als es die Viehzucht ermöglicht. Man könnte so große Erträge erzielen, daß damit die gesamte Welt ausreichend ernährt würde. Doch der Entwicklungsgang ist ein anderer. Gerade in den letzten Jahrhunderten suchte der Mensch nicht nach der Einheit mit der Natur und nach einem sozialen Weltenbewußtsein, sondern er strebte nach einer hohen Position. Er wollte Macht über die Umwelt und über alle Naturgesetze bekommen. Das Fleisch ist als Nahrungsmittel für solch ein Streben notwendig. Es gibt dem Menschen hierfür eine Grundlage zu entsprechender Gedankenbildung. Das analytische Denken der Naturwissenschaft kann nur auf einer entsprechenden Ernährungsgrundlage wachsen. Wer sich in unserer Zeit bewußt zum Vegetarier bekennt, nimmt die gegebene Struktur nicht an, er nimmt sich damit aus einer langen gemeinschaftlichen Entwicklung heraus und folgt verstärkt seinem individuellen Werdegang.

Das Töten von Tieren, um das Fleisch zu genießen, kann man weder verurteilen noch befürworten. Denn die Entwicklung der Menschheit ist an einen Punkt gekommen, wo dies eine notwendige Forderung geworden ist. Das Selbstbewußtsein des okzidentalen Menschen hätte sonst nicht diese hohe Stufe erreichen können. Fühlt man sich hinein in die Seelenstruktur der gegenwärtigen Menschheit, so kann man sehr leicht das Gefühl erhalten, daß eine schwere, kräftige Kost allgemein sehr notwendig ist. Der Metzger ist durch seine Berufswahl genötigt, täglich Tiere zu töten. Würde er es nicht tun, so müßte es schließlich ein anderer übernehmen. Denn die Menschen wollen von sich aus das Fleisch. Sie verlangen danach.

In Indien ist die Kuh heilig. Nur ganz selten werden in Indien Tiere getötet. Das ganze Volk lebt fast ausschließlich vegetarisch, ernährt sich von Reis, Milch und Früchten. So konnte der Inder auch nicht das Maß an Persönlichkeit entwickeln, wie es ein Europäer hat. Die Menschen dort sind in ihrer Art weicher und leben stärker gebunden in Familien und Gemeinschaften. Man kann diese Menschen als Herzensmenschen bezeichnen. Doch wirkliches Selbstbewußtsein, aufgrund individueller Persönlichkeitsentwicklung, besitzen sie im allgemeinen sehr wenig. Das Zeichen des Westens ist das Selbstbewußtsein, die Kraft der Individualität. Das gegenwärtige Dasein ist auf einer Stufe angelangt, auf der gar nichts anderes möglich ist, als Tiere zu töten. Denn die psychische Wesensstruktur bedarf einer physischen Grundlage durch die Ernährung. Das Fleisch ist ein notwendiges Nahrungsmittel geworden.

Das Töten der Tiere hat eine tiefe Bedeutung. Die Erkenntnis von der seelisch-geistigen Entwicklung des Menschen zu Reife und Vollkommenheit gibt darüber Aufschluß. Würde sich der Mensch ganz bewußt zu den geistigen Höhen des Lebens hinaufschwingen, so würde er andere Werte und eine andere Sichtweise gegenüber seiner Umwelt entwickeln. Das Töten von Tieren wäre für ihn nicht mehr möglich. Auch würde er ein natürliches Gefühl der Ablehnung von Fleisch bekommen. Wer wahres religiöses Empfinden ausprägt, wird Liebe zu den Mitmenschen und ein tiefes Gefühl der Dankbarkeit gegenüber dem Tierreich empfinden. Das Leben und das damit verbundene Bewußtsein werden anders. Doch finden die meisten Menschen nicht den Zugang zu einer höheren und sensibleren Ebene der Wahrnehmung. Man folgt dem Pfad des Selbstbewußtseins und strebt mit seinem ganzen Interesse nach Anerkennung und Erfolg. Man sucht nicht die Einheit mit der ewigen, unvergänglichen Seele, sondern gibt sich den Mächten des eigenen Verlangens hin. Doch diese binden den Menschen, rauben ihm seine Freiheit und bringen ihm ein illusionäres Bewußtsein.

Jeder Mensch hat ein gewisses Maß an Handlungsfreiheit. Er hat die Möglichkeit, während seines Entwicklungsganges mehr Unterscheidungsfähigkeit zu erlangen und dadurch mehrere Lebensgebiete zu erforschen. Eine gewisse Seelengrundstimmung ist notwendig, um eine Ahnung von höheren Welten und das damit verbundene religiöse Empfinden zu entwickeln. Bei manchen Menschen ist diese Grundstimmung vorhanden, bei anderen dagegen nicht. Für viele ist eine höhere Welt sogar ganz ohne Bedeutung. Begibt sich ein Mensch aus dieser verborgenen Ahnung auf den Pfad zur seelisch-geistigen Entwicklung, so beginnt ein schnelles Wachsen in der Tiefe der Seele. Er gewinnt die freie Wahl, sich den Mächten einer höheren Fürsorge und Weisheit anzuvertrauen. Die gesamte Lebensgestaltung wird von innen heraus bewußter vollzogen und es wird mehr Verbundenheit und Verantwortung gegenüber Natur und Umwelt gespürt. Doch noch immer sind es sehr wenig Menschen, die eine Ahnung von einer höheren Realität besitzen. So kann auch kein wahrer Glaube in der gegenwärtigen Kultur erwachsen und deshalb besteht die Notwendigkeit, nach Werten des persönlichen Erfolges und Anerkennung für seine Persönlichkeit zu streben. Denn ist Sicherheit nicht im Glauben zu finden, so muß sie durch Bindung an die Erde mit ihren Möglichkeiten geschaffen werden. Es werden dunkle Welten gesucht, und die unmittelbaren Mächte der Gegenwart sind von Schwere und Abhängigkeit geprägt. Das führt dazu, daß der Mensch töten muß. Denn er braucht das Fleisch. Er muß es essen als Nahrungsmittel für seine Entwicklung. Sonst würde er den Boden verlieren und

Angst bekommen. Er muß die Entwicklung zum Geistigen, zu jenen nicht greifbaren Mächten des Himmels fernhalten. Das Töten von Tieren und das Essen von Fleisch ist ein notwendiges Mittel für ihn. Denn er muß noch eine tiefe Erfahrungswelt des Erfolgsstrebens durchwandern. Das bedeutet Töten. Er tötet das Unsterbliche, den Geist. Im Gange der Entwicklung, die ein inneres Reifwerden des Selbstbewußtseins des Menschen ist, wird die Ernährung mit Fleisch gebraucht. Unser soziales, politisches und wirtschaftliches Leben wird noch grundlegend von diesem Streben des Menschen getragen. Das Fleischessen und das notwendige Töten der Tiere ist noch ganz tief in der menschlichen Natur verwurzelt.

Nach dieser Charakterisierung des Begriffes vom Töten läßt sich nun leicht auf die Bedeutung und Wirkungsweise des Fleisches als Nahrungsmittel schließen. Vielfach wird der Einwand vorgebracht, daß es genauso ein Töten ist, wenn man Pflanzen vom Feld erntet oder die Kräuter aus dem Garten pflückt. Doch da besteht ein sehr großer Unterschied. Die Pflanze besitzt Lebenskraft, aber nicht wie das Tier eine Seele. Eine Pflanze reagiert auf äußere Einflüsse wie Witterung, Licht, Staub usw... Sogar auf die Ausstrahlung und Gedanken von Menschen kann sie reagieren. Doch bleibt ihre Antwort immer stumm. Denn sie trägt keine Seele in sich. Das Tier dagegen hat ein Empfindungsleben. Es spürt Schmerz und Stimmungen. Deutlich kann man den Ausdruck von Angst bei ihm beobachten, wenn man ihm zu nahe kommt. Ißt man das Fleisch, so nimmt man auch die Seelenkraft des Tierkörpers in sich auf. Das Tier wehrt sich gegen das Schlachten. Das ist bei einer Pflanze nicht der Fall. Die Pflanze bietet sich in der Reifezeit dem Menschen als Nahrung an. Auch ist sie, betrachtet man die Evolution, älter als das Tier und steht somit dem Menschen nicht so nahe. Das bedeutet, daß man sich mit Pflanzennahrung mehr Freiheit schafft als mit Tiernahrung. Zugleich besitzt sie im Vergleich zum Tier Reinheit, da sie frei von Verlangen ist. Man löst sich nach Pflanzenart mehr von Abhängigkeiten und hebt sein Empfindungsleben auf eine höhere Ebene.

Fleisch zu essen ist für viele Menschen notwendig. Es soll niemals versucht werden, jemanden zu überreden und ihm die Pflanzennahrung aufzudrängen. Das Eiweiß des Tierkörpers ist schwerer als das Pflanzeneiweiß. Jedoch benötigt die Verdauung für Tierisches weniger Einsatz als für Pflanzliches. Eine bestimmte Kraft ist erforderlich, um die Eiweiße von Getreide auch wirklich verwerten zu können. Denn das tierische Eiweiß besitzt durch die Blutprozesse eine dem menschlichen Eiweiß weit ähnlichere Struktur, als dies bei der Pflanze der Fall ist. Nicht jeder Mensch ist imstande, rein pflanzliches Eiweiß zu verwerten. Das schwere Eiweiß des Tierkörpers gibt eine völlig andere Grundlage für das Leben als das Eiweiß von Pflanzen. Die Aufgaben der Menschen im Leben sind sehr verschieden. So lebt der Fleischesser direkt im Wachsen seiner Persönlichkeit zu mehr Reife und Selbsbewußtsein. Nicht ein Streben nach hohen geistigen Werten interessiert ihn, sondern das Leben auf festem Boden und die tatkräftige Verwirklichung solider Wertvorstellungen. Wer Fleisch als Nahrung zu sich nimmt, interessiert sich nicht für die feinstofflichen Seiten des Lebens, sondern er entwickelt gegebene Anlagen zu einer reiferen, vor allem stabileren Persönlichkeit. Sinn für Gerechtigkeit und logische Erkenntnisse, die dem tatkräftigen, praktischen Leben zugute kommen, werden gefördert.

Wer Fleisch als Nahrungsmittel wählt, steht besser mit beiden Beinen im Leben. Das schwere Eiweiß des Tierkörpers öffnet ihm ein breites Interessenfeld auf Erden. Gleichzeitig verschließt es ihm aber auch die Möglichkeit, geistige Erlebnisse zu erfahren. Falsch wäre es, wenn jemand Vegetarier werden möchte und dabei nicht interessiert ist an einer Neuorientierung im Leben. Denn sein Bewußtsein würde sich öffnen für anderes Erleben. Die Basis seines Lebens würde untergraben werden. Denn das Fleisch gibt die Kraft zur irdischen Verankerung. Es hält die Seele an die Erde gebunden.

Für den Vegetarier bestehen andere Lebensaufgaben und Arten der Lebensbewältigung. Vielfach wird die Frage diskutiert, ob es über längere Zeit wirklich möglich ist, ohne Mangelerscheinungen auf den gesamten Fleischkonsum zu verzichten. Dazu gibt es unterschiedliche Studien und Forschungsergebnisse. Die meisten Personen fühlen sich nach einer Kostumstellung zu pflanzlicher Nahrung gesundheitlich besser. Das Gesamtkörpergewicht reduziert sich in der Regel, die Vitalität steigt. Aber immer wieder begegnet man auch Menschen, die sichtlich Mangelerscheinungen bekommen. Sie machen einen blassen Eindruck und haben keine Reserven. Das ist vor allen Dingen der Fall, wenn auch auf Milch und Milchprodukte verzichtet wird.

Wer sich entscheidet, vegetarisch zu leben, gleich, ob aus politischen, wirtschaftlichen, ethisch-moralischen oder gesundheitlichen Gründen, der sollte unbedingt auf eine ausgeglichene Kost aus Getreide, Gemüse, Milch- oder Sojaprodukten, Nüssen und Obst achten. Dies gibt ihm die physische Grundlage zu gesunder Aufbauleistung. Wird eine Kostumstellung nicht zu schnell vollzogen, so können kaum Mangelerscheinungen entstehen. Der Organismus gewöhnt sich nach und nach an die neue Kost.

Weiterhin sollte man sich bei der Entscheidung für die vegetarische Lebensweise der übergeordneten psychischen Seite bewußt werden. Ein Mittel für die Seele ist unbedingt erforderlich. Denn sonst entsteht ein Ungleichgewicht in den Seelenkräften, vor allem wird man zu sensibel auf Kosten von stabiler Bodenständigkeit. Vegetarische Ernährung kann über längere Sicht zu seelischer Verstimmung, Mangel an Selbstvertrauen und zu Interessenlosigkeit am täglichen Geschehen führen. So braucht der Vegetarier unbedingt Idealismus. Das ist eine notwendige Medizin für seine Seele. Ganz tief im Inneren kann er diese Kraft spüren und sich von ihr tragen lassen. Denn er begibt sich, indem er auf das Fleisch als Nahrungsmittel verzichtet, auf einen sehr individuellen Pfad seines Lebens. Er nimmt sich aus der großen Masse der Menschheit bewußt heraus und muß folglich für sich selbst Verantwortung tragen und eine individuelle Aufgabe finden. Jene Dimension, die sich durch die pflanzliche Kost öffnet, ist feinerer Natur. Interessen ändern sich; an Dingen, die man früher getan hat, findet man keinen Gefallen mehr. Sensationelle Ereignisse und abenteuerliche Unternehmungen, in denen man früher Erfüllung fand, geben keine Befriedigung mehr. Der Empfindungsleib des Menschen mit seinen Wünschen nach Lust wird wie ein hohles Rohr. So braucht er ein höheres Ideal. Dies ist eine notwendige seelische Substanz. Der Idealismus soll nicht ein Fluchtgedanke vor der Welt sein, sondern er soll zu einem tragenden, realen Gedanken werden. Die Ahnung von einem höheren Lebensziel sollte ihn im Idealfall zur Quelle des Seins hinführen. Besitzt der Mensch keinen Idealismus, dann fehlt ihm eine ganz entscheidende Stütze, so daß er früher oder später Leere und Antwortlosigkeit verspüren wird. Idealismus, der im Glauben an etwas Höheres wurzelt, ist eine ganz reale Kraft. Wird der Idealismus mit dem entsprechenden Bewußtsein ins Leben getragen, so dient er der Entwicklung und Entfaltung vieler Möglichkeiten. Nicht in utopischen Ideen und Gedankengebilden darf sich der Mensch verlieren, sondern aus innerer Antriebskraft soll ein Leben mit Zuversicht und Vertrauen geformt werden. Ist der Idealismus liebevoll dem Leben zugewandt, so führt das zu Vertrauen in geistiger Hinsicht.

Die Milch als Nahrungsmittel

Die Milchnahrung begleitet den Menschen bereits durch lange Epochen seiner Entwicklung. Sie ist das älteste Nahrungsmittel überhaupt. Rudolf Steiner charakterisiert auf leicht verständliche und treffende Weise das Wesen der Milch: „Die Milchnahrung bereitet den Menschen in der Tat dazu, ein Erdengeschöpf zu sein, bringt ihn zusammen mit Erdenverhältnissen, macht ihn zum Erdenbürger und hindert ihn nicht, ein Bürger des gesamten Sonnensystems zu sein . . . Die Enthaltung von Milch würde in uns die Neigung und Liebe zu dem fördern, was von der Erde wegstrebt. Wir würden die Fäden verlieren, die den Menschen mit dem verbinden, was auf der Erde an Menschlichem getrieben wird. Damit wir nicht zu Schwärmern werden, damit wir nicht entfremdet werden menschlichem Fühlen, menschlichem Treiben auf der Erde, ist es gut, wenn wir uns als Wanderer auf der Erde beschweren lassen durch Milchgenuß – auch noch als Erwachsene."

Der Nährgehalt und die Zusammensetzung der Milch ist für den Menschen sehr günstig. Eiweiße, Fette und Kohlenhydrate sind in natürlicher Kombination, die Mineralien und Vitamine in ausreichender Menge gegeben. Allein von Milch könnte man sich theoretisch ernähren. Die Milch bringt eine sehr weiche, aufbauende Kraft für den Körper und macht die Seele durchlässig für feinere Strömungen. Die Kräfte des Denkens, Fühlens und Wollens werden nicht wie bei der Fleischnahrung beschwert und an die Gesetze der Erde gefesselt, sondern können sich weitgehend frei entfalten. Der Körper erhält gleichzeitig aber auch viel aufbauende Substanz, vor allem durch die Eiweiße und Fette. Nach der Yogalehre teilt man alle Nahrungsmittel in drei verschiedene Qualitäten ein. Milch wird dem Reinen zugeteilt. Das ist jene Gruppe von Nahrungsmitteln, die ein ausgeglichenes Leben fördert und zu positivem Denken beiträgt. Denn intuitiv weiß man, daß es Nahrungsmittel gibt, die günstig oder ungünstig auf die Psyche wirken. Manche Nahrung führt zu gesteigerter Antriebskraft, manche sogar zu Überschwenglichkeit in den Gefühlen, andere dagegen kann so beschwerend auf den Organismus wirken, daß Trägheit, Energieverlust und unklares Denken entstehen. Milch wirkt nicht auf einen bestimmten menschlichen Zustand, sondern sie läßt die Gefühle frei und gibt eine reine Kraft zu seelischem Wachstum.

Das Nahrungsmittel Milch ist nicht tierischer Natur, aber auch nicht ganz dem

Pflanzenreich zuzuordnen. Sie nimmt eine Mittelstellung zwischen Tier und Pflanze ein. Verfolgt man den Entstehungsprozeß, so erkennt man, daß das Tier nur das Medium ist, durch das die Milch hervorgebracht wird. Der Blutprozeß des Tieres ist daran nicht beteiligt. Das Blut würde Beseelung und Verinnerlichung bringen. Die Bildung der Milch geschieht aber nicht in den Organen mit Durchblutung, sondern in den eigens dafür vorgesehenen Lymphwegen. Deshalb ist die Milch keine tierische Substanz. Sie ist frei von Seelenkraft, sie steht dem Pflanzlichen näher.

Die Milch wirkt nicht spezifisch auf irgendein Organ oder Organsystem, sie wirkt auch nicht auf eine bestimmte psychische Wesensseite. Ihre wesentliche Bedeutung ist, daß sie eine gute Grundlage für Wachstum und Leistungsfähigkeit gibt. Dabei ist zu beachten, daß Milch selbst relativ schwer verdaulich ist. Milchprodukte wie Joghurt, Dickmilch, Quark, Butter, Buttermilch und Sauerrahm sind in entsprechendem Verhältnis leichter verdaulich. Die Säuerung der Milch ist ein natürlicher Vorgang. Neben der allgemeinen Milchsäure entstehen geringe Mengen Ameisensäure, Buttersäure, Essigsäure, sowie auch Kohlensäure. Diese haben auf die gesamte Verdauung eine reinigende und belebende Wirkung.

Doch in unserer Zeit ist mit dem Milchgenuß ein großes Problem verbunden. Neben der guten aufbauenden Milchnahrung schleicht sich ein unangenehmer Faktor ein. Vielfach beobachtet man bei Menschen Unverträglichkeiten gegenüber dem Milcheiweiß. Hautkrankheiten mit folgenschweren Auswirkungen zeigen sich immer häufiger, vor allem bei Kindern und Jugendlichen. Auch läßt sich ein Mangel an Widerstandskraft bei Personen, die viel Milch zu sich nehmen, feststellen. Das Abwehrsystem wird nicht gestärkt, sondern eher geschwächt. Das läßt das Nahrungsmittel Milch sehr bedenklich erscheinen. Obwohl die Milch frei von tierischer Schwere ist, zeigen sich deren Auswirkungen und erfordern damit ein weiteres Nachdenken über die Verwendung von Milch.

Das Problem erscheint in tieferer Betrachtung als ein zentrales Problem unserer Zeit. In die gesamte Situation wirken Faktoren, die der Mensch durch sein Handeln selbst bestimmt. Denn die Tiere werden von Menschenhand gehalten, werden für die Milchgewinnung und für den Fleischertrag gemästet. Die Automatisierung und vor allem die extreme Gewinnorientierung haben sich in den letzten Jahren immer weiter verbreitet. Die Tiere werden nicht als Lebewesen gesehen und entsprechend behandelt. Auf den meisten Höfen sind sie ständig eingesperrt. Der Mensch behandelt sie wie leblose Maschinen. So muß sich auch eine sehr negative Kraft auf das Nahrungsmittel Milch übertragen. Erwähnt sei auch, daß die Kühe viel Kraftfutter und mit Kunstdünger hochgezogenes Gras erhalten. Unsere Viehzucht ist eine dunkle Stätte des ehrgeizigen Erwerbs. Immer seltener wird das liebevolle Bauerntum, das allein eine gesunde Milch für die Menschen erzeugen kann. Die nach Erwerb strebende Landwirtschaft hat in den letzten Jahrzehnten die kleineren, traditionellen Betriebe geschluckt.

Aus einer ganzheitlichen Sichtweise, die neben dem Körper die Seele und den Geist berücksichtigt, erwächst für das Gebiet der Ernährung ein großes Verantwortungsbewußtsein.

Eine Pflanze wächst durch die rhythmische Lichteinwirkung der Sonne und die Strahlkraft des Mondes. Der Kosmos ist in jeder Phase am Wachstum beteiligt. Ein überirdisches Wirken bringt den Samen zum Keimen und über die Pflanzengestalt zur Fruchtbildung. Die Tiere nähren sich von Gras und Getreidestroh. Schon bei der Bearbeitung der Felder wird der erste Grundstein gelegt. Wir sollten mit klaren Augen erkennen lernen, mit welchen Mitteln der Mensch arbeitet und die Möglichkeiten der Natur nützt. Gerade im Hinblick auf den Milchgenuß kann ein großes Lebensgesetz richtungsweisend sein: Der Mensch hat das Recht, die Erde zu bebauen, er hat das Recht, sie zu erschließen und aus ihr für seinen Genuß Früchte zu nehmen. Weiterhin wird ihm die Möglichkeit gegeben, Tiere zu halten und für seine menschlichen Bestrebungen zu benützen. Er kann die Pferde vor den Pflug spannen und die Milch von den Kühen nehmen. Doch muß er gleichzeitig auch Verantwortung gegenüber allem Leben und der Natur entwickeln. Er darf nicht mehr nehmen, als es die natürliche Ordnung ihm gewährt. Nimmt er mehr, so stört er damit das Gleichgewicht der Erde. Er wird zum Dieb. Er kann damit keine Freude und Zufriedenheit finden.

Eine große Mission für die Zukunft steht bevor. Diese kann nur im Inneren des Menschen beginnen. Nicht äußerlich kann eine Veränderung vorgenommen werden, denn der Mensch muß im Denken und Fühlen dazu bereit werden. Wer von der Nahrung ißt und sich keine Gedanken darüber macht, was er ißt, welche Folgen es für ihn hat, der wird von einer größeren Macht geführt. Auf unbewußte Weise wird er geleitet, denn wenn er sich der Ernährung nicht bewußt ist, kann er sich auch dem Leben und den tragenden Kräften nicht bewußt werden. Er wird zu gegebener Zeit an einen Ort kommen und eine Hand wird ihn ergreifen, die ihn auf eine größere Macht hinweist. Wer dagegen bewußt lebt, der sollte unbedingt die Zusammenhänge betrachten. Nicht analysierend, sondern im Ganzen und mit liebevollem Verstehen. Wir stehen vor einem großen Tor. Dieses scheint immer noch verschlossen zu sein. Durch Bewußtwerdung fällt Licht auf die Tatsachen des Lebens. Mit der Ernährung hat man weite Möglichkeiten. Je tiefer die Erkenntnis wird, je tiefer sie im Herzen des Menschen Einzug findet, desto mehr öffnet sich das Tor in eine Welt des dauerhaften Friedens.

Milch ist ein Nahrungsmittel, bei dem zwei große Kräfte nebeneinanderliegen. Zum einen bringt sie eine sehr gute aufbauende Kraft für den Organismus, zum anderen ist sie durch die wirtschaftliche Erwerbsstruktur von Menschenhand verunreinigt. Man sollte deshalb nur Milchprodukte aus biologisch-dynamischer Wirtschaftsweise oder von einem Hof verwenden, in dessen Geschehen man Einblick hat. Auch die Maschinen in den herkömmlichen Molkereien arbeiten von ihrer Bauweise her zu schnell, so daß die Milch bei der Verarbeitung in ihrer Lebendigkeit zerstört wird. Das merkt man auch, wenn man Produkte wie Quark oder Butter von Demeterbetrieben (biologisch-dynamisch) mit herkömmlicher Marktware vergleicht. Die Demeterprodukte schmecken kräftiger und frischer. Man sollte unbedingt auf diese Kriterien achten. Denn es kommt primär nicht auf die Mineralien, Vitamine, Eiweiße und Kohlenhydrate an, sondern auf die erhaltene Lebendigkeit und auf die Reinheit der Nahrungsmittel.

Die Milch bildet gerade für den jungen Menschen eine wesentliche Ernährungsgrundlage. Pflanzennahrung allein würde in den Wachstumsjahren nicht genügen. Auch wirken die Pflanzen sehr spezifisch auf Organe und Organgebiete sowie auch auf Temperament und Charakterbildung. Die Milch ist da sehr neutral. Eine weiche, durchlässige Basis wird beim Säugling mit der Muttermilch geschaffen. Solange der Körper im Wachstum ist, braucht er die Stoffe der Milch. In späteren Jahren entwickelt der Mensch sich nur noch auf geistigem Felde weiter. Wachstumskräfte werden zu Kräften der Weisheit. Wenn man auf höherer Ebene über das Leben nachdenkt, so wird man in sich das Bedürfnis erkennen, daß man neben Wohlergehen und Frieden auch die Freiheit der Seele wünscht. Das Nahrungsmittel Milch ist für geistiges Wachsen nicht direkt ein Hindernis. Doch mit fortschreitender Seelenentwicklung sollte die Bindung auch an die schöneren Seiten des Lebens gelöst werden. Der Mensch sollte Frieden anstreben, sollte aber nicht von diesem Frieden abhängig werden. Der Mensch sollte eine Empfindung von Harmonie, von künstlerischem Schaffen ausprägen, gleichzeitig aber seine Seele in eine davon unabhängige Dimension heben, so daß er des Lebens Glückseligkeit erschaut und selbst von seinem Verlangen danach befreit wird.

Die Pflanzennahrung gibt ihm, besonders wenn ein hoher Anteil an Getreide verwendet wird, hierfür die beste Grundlage. Bei den meisten Menschen bedarf es keiner besonderen Anleitung in Bezug auf die Auswahl und die Menge von Milchprodukten, denn mit der geistigen Entwicklung erwächst automatisch das Bedürfnis nach fester, trockener Nahrung. Die Milchprodukte werden dann gemäß dem eigenen Entwicklungsstand reduziert.

Die Hülsenfrüchte

Aus der Pflanzenfamilie der Leguminosen gibt es ein reichhaltiges Angebot. Die Sojabohne ist in den letzten Jahren als ihr östlicher Vertreter bekannt geworden. Sie wird in den vegetarischen Gerichten als Eiweißlieferant vielfach verwendet. Der Tofu ist der aus Sojabohnen gewonnene Pflanzenkäse.

Um zu verstehen, was es mit dem Sojaeiweiß auf sich hat, muß ein Blick auf das okzidentale und auf das orientalische Bewußtsein gelenkt werden. Bildhaft erscheint da schon ein gewaltiger Unterschied im menschlichen Ausdruck: Der Morgenländer ist introvertierter und spürt mit seinem Körper stärker die atmosphärischen Strömungen. Der Yoga mit den vielen Körperübungen mußte sich im Osten entwickeln. Der Morgenländer spürt feiner die innerleiblichen energetischen Ströme und ist in der Regel auch empfänglicher für die Kraft des Gedankens. Er hat mehr Verbundenheit zur Natur und lebt noch in geschlossenen Verhältnissen mit seinen Mitmenschen. Dagegen ist der Abendländer von Aktionskraft und Abenteuergeist geprägt. Seine Wahrnehmungsfähigkeit ist anders. Aus dem Einheitszustand mit der Natur ist der Okzidentale völlig herausgelöst. Er lebt stärker in Ideen und Bildern. Sein Bewußtsein könnte man sehr allgemein als ideenhaftes Bilderbewußtsein bezeichnen.

Jede Kultur besitzt ihre besonderen Nahrungsmittel. Der Reis ist das Getreide des Ostens, der Weizen das Getreide des Westens. Mit der Nahrung ist immer ein weiteres und höheres Wirkungsfeld verbunden. Ein typisch östliches Gericht ist Reis und Soja, typisch westliche Nahrungsmittel sind Brot und Milchprodukte. Eine lebendige Betrachtung der einzelnen Nahrungsmittelgruppen ist sehr wichtig. Denn die ganzheitliche Sichtweise, die immer etwas Bildhaftes in sich tragen muß, läßt den Sinn für Ästhetik in der Nahrungsauswahl und Zubereitung wachsen. Mit der Nahrung unterstützen wir das Wachstum von Körper und Seele. Wir öffnen uns auch für die geistige Dimension durch Ausrichtung unseres Koch- und Eßverhaltens.

Würden wir als Hauptnahrung Reis und Soja auswählen, so würden wir immer leicht bekömmlich und doch kräftig essen. Die Gefahr aber wäre sehr groß, daß wir unsere idealistischen Anlagen, die im Bilderdenken und Vorstellungsleben gegeben sind, nicht richtig unterstützen. Mit dem Reis und vor allem auch mit der Sojabohne ziehen wir die Seelenkräfte des Denkens, Fühlens und Wollens sehr stark nach innen. Unser Ideenbewußtsein ist hier im Westen jedoch vielfach zur Verwirklichung nach außen gerichtet. Ein lebendiger Funke des inneren Feuers wird dadurch stark zurückgehalten. Die ausgeprägte Gedankenkraft, die im Westen zu hohen wissenschaftlichen Errungenschaften führte, wird durch Reis und Soja tendenziell herabgesetzt.

Das Sojaeiweiß, gerade das von Sojamilch und Tofukäse, ist sehr leicht verdaulich und fördert die Introversion. Doch ist es für den Abendländer nicht so sehr wünschenswert, daß er sich auf eine starke Innenzentrierung der Seelenkräfte besinnt. Das Vollkorngetreide unserer Länder, kombiniert mit Gemüse und kleinen Mengen Milchprodukte, gibt ihm die beste Unterstützung für das gegebene ideenhafte Bilderbewußtsein.

Gerade mit Eiweiß soll sehr achtsam umgegangen werden. Es hat für die Bewußtseinsentwicklung eine entscheidende Bedeutung. Eiweiß ist nicht Eiweiß. Der Urstoff des Lebens beeinflußt entsprechend der Auswahl das Befinden des Menschen. So kann ein dumpferer Ton die Gedanken prägen oder ein leichterer, idealistischer Klang die Seele durchfluten. Dies hängt von der immer bestehenden Eiweißdynamik im Organismus ab. Diese Dynamik öffnet oder verschließt die Seele für die kosmischen Ströme. Unsere inneren Organe sind dabei wichtige Funktionsstellen. Sie sind aus Eiweiß aufgebaut. Eine Strahlkraft geht von ihnen aus und bringt ein bestimmtes Wohlbefinden und eine Kraft zur Sinneswahrnehmung. Sind die Organe mit schwerer Eiweißdynamik belastet, so leidet damit die Offenheit zur unendlichen Geisteswelt. Diese Offenheit wird sehr wesentlich von denjenigen Eiweißstoffen beeinflußt, die wir zu uns nehmen. Auch die Menge an Eiweiß ist sorgfältig zu bestimmen. Ein Zuviel schadet ebenso wie ein Mangel.

Das Eiweiß ist der wichtigste Aufbaustoff für den Körper. Eiweißmangel führt zu Vitalitätsverlust und vor allem auch zu einer inneren Leere und psychischen Starre. Das Gedankenleben des Menschen kann sich nicht frei entfalten. Führt man jedoch zuviel an Eiweiß zu, so hat der Organismus große Mühe, die Urbaustoffe zu verwerten. Das Ausscheidungssystem wird überfordert, die Muskulatur wird härter, es bilden sich Ablagerungen, vorzeitige Verkalkungen und Versteifungen. Die überschüssige aufbauende Kraft, die dem Körper mit einem Zuviel an Eiweiß zugeführt wird, erstickt das lebendige Denken. Der Körper wird schwer, das Leichte des Geistes weicht. Dies sieht man auch bei vielen körperbetonten Sportarten, wie beispielsweise Bodybuilding.

Neben der Menge an Eiweiß ist aber auch die Qualität bedeutungsvoll. Fleisch und Eier sind sehr schwer und binden an die Körperlichkeit. Dies gilt auch abgeschwächt für Fisch. Milch ist wesentlich leichter. Getreideeiweiß ist noch leichter. Wie verhält es sich nun mit Soja und Hülsenfrüchten? Alle Leguminosen sind sehr eiweißreiche Pflanzen. Sie haben die Besonderheit, daß sie den Stickstoff durch die Wurzel in Form von Stickstoffbakterien aus der Erde aufnehmen und dadurch solch große Mengen Eiweiß bilden können. Andere Pflanzen können das in diesem Ausmaß nicht.

Mit dem Stickstoff in der Atemluft ist beispielsweise ein ganz wichtiger Prozeß verbunden. Dieser ist jedoch feinstofflicher Natur. Der Mensch muß ständig Stickstoff mit der Luft einatmen und diesen wieder ausatmen. Er atmet sogar mehr Stickstoff aus als ein. Dies kommt von seiner inneren Eiweißdynamik. Wie der Urstoff des Lebens beständig im Organismus dynamisch tätig ist und das Leben erhält, so muß auch gleichzeitig ein Bewußtseinsprozeß gegenwärtig sein. Indem der Mensch Eiweiß verbraucht, muß er vermehrt Stickstoff ausscheiden. Je mehr Stickstoff er ausscheidet, desto mehr befreit sich der Mensch aus seiner Körperlichkeit. Er gewinnt eine Art Leichtigkeit, ein Empfinden von Gelöstsein. Wenn nun der Mensch Leguminosen zu sich nimmt, so nimmt er damit direkt ein Kräftewirken auf, das eine eigene Stickstofftätigkeit besitzt. So ist mit den Leguminosen auch die Gefahr verbunden, daß der Mensch sich zu sehr gegen die Bewußtseinsweite des Lebens verschließt und sich an die Körperlichkeit bindet. (Dieser Gedanke wurde von R. Steiner in der Geisteswissenschaft sorgfältig erläutert.) Die Hülsenfrüchte sind jedoch wertvolle Energiespender und geben eine gute physische Grundlage. In unserer Zeit ist gerade die Tendenz zu Zerrissenheit, Konzentrationsmangel und Interesselosigkeit an praktischen Arbeiten sehr weit verbreitet. Manche Menschen leben in Träumen und gewinnen weder Vitalität noch irdische Verbundenheit. So ist es zu einem gewissen Grad sehr günstig, Sojabohnen, Erbsen, Linsen und andere Hülsenfrüchte in den Speiseplan einzufügen. Auch bei Mangelerscheinungen, wie z. B. Eisenmangel, ist Soja in Maßen recht wertvoll. Jedoch sollte die Menge nicht zu groß werden. Schon ein relativ geringer Anteil dieser starken Eiweißspender liefert ein gutes Säuren-Basen-Gleichgewicht im Organismus und gibt auch eine gute physische Grundlage.

Die Nüsse

Die Nüsse und Samenfrüchte sind eine eigene, wichtige Nahrungsmittelgruppe. Die Haselnuß, die Walnuß und die Mandel sind am bekanntesten. Recht schmackhaft und beliebt sind auch Cashewnußkerne sowie Paranüsse. Als Nahrungsmittel sind die Nüsse sehr ergiebig. Sie haben vor allem einen enorm hohen Anteil an ungesättigten Fettsäuren. Für die Nahrungszusammenstellung ist die Verwendung der aus Nüssen und Saaten gewonnenen Öle von großer Bedeutung. Man unterscheidet dabei kaltgepreßte Öle mit vorwiegend ungesättigten Fettsäuren und raffinierte Öle mit meist gesättigten Fettsäuren. Führt man dem Organismus Fett in Form von kaltgepreßtem Öl oder in ursprünglicher Form als Nüsse zu, so stellt man den Verdauungsapparat vor eine kräftige Arbeit. Eine enorme Kalorienmenge ist in den Fetten enthalten.

Das Verdauungssystem hat starken Einfluß auf die Persönlichkeitsentwicklung. Es ist das Zentrum des Stoffwechsellebens. Von diesem geht alle aufbauende Tätigkeit im Organismus aus. Wird Fett gegessen, so reagiert das Verdauungssystem mit lebhafter Verbrennung. Die gesamten Organe müssen arbeiten. Gerade wenn man die ungesättigten Fettsäuren der kaltgepreßten Öle oder die der Nüsse ißt, so strahlt ein intensiver Wärmeprozeß aus dem Organbereich über den ganzen Körper. Auch das Sinnesleben und die Haut werden von diesem Wärmeprozeß ergriffen. Ein zentrifugales Kräftewirken von innen nach außen beginnt mit der Fettverdauung. Aus der inneren Organwelt strahlt Wärme nach außen. Dieser wärmende Strahlungsprozeß hat eine ganz wesentliche Bedeutung für das Leben. Eine Dynamik zur Persönlichkeitsentfaltung wird gewonnen. Ißt man Fett, so verstärkt man in sich alle Tendenzen, sowohl gute als auch schlechte. Wer seine Persönlichkeit mit den gegebenen Anlagen und Fähigkeiten weiter entfalten möchte, braucht den Einsatz seiner Willensenergie; er braucht innere Kraft und Wärme. Ohne Fett würden die inneren Organe erkalten und die Lebendigkeit des Menschen würde erlöschen. Das Fett ist wichtig für die Verwirklichung aller Bestrebungen des Menschen.

Die Willensenergie kann der Mensch erst richtig entfalten, wenn er die substanzielle Grundlage durch die Nahrung erhält. Alles was im menschlichen Seelenleben stattfindet, hat eine Verbindung zum Körper. Die Verdauung ist ein sehr aktiver Vorgang. Fette regen die Organe zu verstärkter Tätigkeit an. Man spürt es nicht in direkter Weise, was beispielsweise in der Leber bei der Verdauung geschieht. Die gesamte Verdauung ist ab der Mundhöhle ein unbewußter Vorgang. Dieser in der Tiefe stattfindende Prozeß wirkt auf die gesunde Bildung des Willens ein.

Verzichtet man aus diätetischen Gründen auf Fett, was vielfach bei Übergewicht empfohlen wird, so merkt man nach einigen Tagen, daß der gesamte Wärmehaushalt im Körper sinkt. Die Glieder werden kälter, die Haut neigt zur Trockenheit. Die Folgen, die aus einer fettarmen Diät entstehen, sind vor allem Probleme, die sich in der Psyche bemerkbar machen. Mit der Wärme im inneren Organbereich, die sich peripher auf den ganzen Körper ausbreitet, zeigt sich ein lebendiges und jugendliches Element. Die Wärme gibt dem Denken Kraft und Frische und steigert das seelische Wohlbefinden. Die Nerven werden gestärkt. Den Anforderungen, denen der Mensch in unserer Zeit durch die vielen Reize ausgesetzt ist, hält man mit innerer Wärme viel besser stand.

Die ungesättigten Fettsäuren braucht jeder Mensch, wobei die Mengen individuell unterschiedlich sind. Für manche, besonders für innerlich sehr starke Persönlichkeiten, reicht schon eine sehr geringe Menge Nüsse oder Öl, um den Strahlprozeß und die damit verbundene Lebendigkeit anzuregen. Es können pro Tag insgesamt zwei bis drei Eßlöffel Öl genügen. Die meisten Menschen jedoch benötigen mehr, dies auch schon zur geschmacklichen Bereicherung des Essens.

Gerade die ungesättigten Fettsäuren sind sehr wichtig. Gesättigte Fette wie denaturierte Öle, tierisches Fett oder auch Kokosfett sind möglichst zu vermeiden, da sie mehr zu Ablagerungen als zur dynamischen Wärmebildung führen. Wenn man Milchprodukte verwendet, erhält man bereits genügend gesättigte Fette.

Nüsse sind eine große Bereicherung für die Küche. Sowohl für Süßspeisen, wie auch für salzige Gerichte lassen sich diese hohen Energiespender verwenden. Die Ölbildung in allen Nüssen und Samenfrüchten entsteht durch die wärmenden Strahlen der Sonne. Geballte Kraft wird in den Kernen gespeichert. Kosmische Wärmekraft lebt darin. So soll man nicht im Übermaß zu den Nüssen greifen, denn der Mensch kann nur eine gewisse Menge an kosmischer Wärmeenergie in seine Körperlichkeit aufnehmen. Sesamsamen, Sonnenblumenkerne, Kürbiskerne und Leinsamen geben eine gute Abwechslung in der Küche.

Die Zwiebelgewächse

Zu dieser Pflanzenfamilie zählen Lauch, Knoblauch, Schnittlauch, Schalotte und schließlich als wesentlichster Vertreter die Zwiebel selbst. Betrachtet man diese Pflanzen, so fällt sehr deutlich ihre Kompaktheit auf. Sie haben eine dicke Knolle und wachsen daraus empor. Nur der Lauch bildet einige wenige Blätter. Diese aber heben sich kaum vom Schaft ab. Für die Lichtwirkung der kosmischen Sphäre sind diese Pflanzen zwar offen, jedoch läßt ihre geballte Struktur auf wenig Feinfühligkeit schließen.

Der große Yogin Sivananda aus Indien verbannte die Zwiebel und den Knoblauch vollständig aus dem Speiseplan. Dies hat zum einen mit der schweren Verdaulichkeit zu tun. Wesentlich aber war für Sivananda das beeinträchtigende Gefühl in der Meditation. Wer Yoga und Meditation übt, der möchte sich ganz für die kosmische Sphärenwelt öffnen und ein reines, klares Bewußtsein entwickeln. Da aber der Genuß von Zwiebel und Knoblauch den feinfühligen Leib des Yogin zu stark ergreift und eine Dumpfheit im Bewußtsein herbeiführt, muß er, um seiner Meditation und der Klarheit willen, auf die Zwiebelgewächse verzichten.

Der Okzidentale ist in seiner leiblichen Kondition nicht so sensibel. So bemerkt er meist nicht das unterschiedliche Strömen, das von den verschiedenen Nahrungsmitteln herrührt. Wer sich jedoch auf meditative Weise in das Leben vertieft, der wird sehr viel stärker die unterschiedlichen Wirkungen, die durch die verschiedenen Ernährungsweisen verursacht werden und das Befinden beeinflussen, bemerken.

In den Zwiebelgewächsen sind große Mengen Schwefel enthalten. Dieser Stoff ist durch seine impulsive Licht- und Wärmewirkung charakterisiert. Nimmt man über Gemüse und Früchte sehr viel Schwefel zu sich, so entsteht dadurch eine sehr stark verjüngende Tendenz. Eine reinigende Wirkung verbreitet sich in den Verdauungswegen, die Widerstandskraft steigt. Zuviel Schwefel jedoch umgibt das Bewußtsein mit einer dämmerhaften Hülle. Daher sollte man darauf achten, daß durch die Zwiebelgewächse Schwefel nicht im Übermaß zugeführt wird. Wie den Schnittlauch, so sollte man auch Zwiebel und Knoblauch als Gewürz verwenden. Ebenso erscheint es sinnvoll, Lauch nicht in zu großen Mengen zu essen. Sparsam verwendet, wird eine belebende Seite im Körpergeschehen angeregt, durch ein Zuviel entsteht eine Bewußtseinseintrübung.

Die feinfühlige Hand des Kochs wird die Zwiebel so geschickt verwenden, daß die pikante Note dieser Pflanze auf Getreide und Gemüse verfeinernd wirkt. Dadurch steigt auch die Bekömmlichkeit. Man könnte leicht in den Irrtum verfallen und glauben, daß eine große Menge von einer Substanz, wie es eben beispielsweise der Schwefel ist, bei reichlichem Genuß eine reinigende Wirkung entfaltet. Alles, was zuviel ist, belastet den Körper und verhindert eine harmonische seelisch-geistige Entwicklung. Die Kraft des Bewußtseins und das Empfindungsleben werden durch extreme Ernährungsverhältnisse geschwächt. Die Harmonie einer Speise wird für das ganze Leben eine Reinigung bedeuten, denn durch sie wird eine höhere Kraft für den Menschen gegeben als durch irgendeinen physischen Stoff.

Die Nachtschattengewächse

Zu dieser Gruppe zählen Kartoffeln, Tomaten, Auberginen und Paprika. Die Pflanzen wachsen, wie der Name sagt, in der Nacht. Die Fruchtbildung findet bei Dunkelheit unter Lichtabschirmung statt. Nur das Kraut und die Blätter wachsen bei Sonnenlicht. So nehmen diese Nahrungspflanzen nur teilweise an der kosmischen Lichtsphäre teil. Das, was eßbar ist, hat keinen Lichtcharakter.

Die Kartoffel

Die Kartoffel kam ursprünglich aus Amerika. Sie war wie die anderen Nachtschattengewächse in den europäischen Ländern nicht heimisch. Ihre Geschichte bei uns geht nun schon einige Jahrhunderte zurück und heute ist die Kartoffel auf unseren Äckern eine der bekanntesten Feldfrüchte geworden. Untersucht man die Wirkstoffe dieser Pflanze, so entspricht ihr Nährgehalt annähernd dem des Getreides. Doch kann man nicht ausschließlich aus dem Mineral- und Vitamingehalt auf die Wirkungsweise eines Nahrungsmittels schließen. Denn jede Pflanze besitzt einen eigenen Charakter. Die kosmischen Einflüsse, das sind vorwiegend die Lichtverhältnisse, bestimmen im wesentlichen den Wert der Pflanze. Die Problematik bei der Kartoffel ist, daß sie als Nachtschattengewächs kein Licht in sich aufnimmt.

Das Licht kann nicht als eine materielle Substanz verstanden werden. Der tiefere Sinn liegt in der Tatsache, daß eine unsichtbare, eine geistige Kraft im Leben lebt. Nicht die Erde bringt das Licht hervor, sondern die Sonne, eine außerirdische Kraftquelle. Der Mensch lebt auf der Erde und ist immerfort abhängig von der höheren Macht, die auf ihn einwirkt. So sollte er sich durch die Ernährung förderlich beeinflussen. Der Lichtgehalt der Nahrungsmittel öffnet ihn für die Weite des Weltendaseins. Er kann das Licht mit seinen Augen nicht sehen. Nur die Wirkungen des Lichtes sind in den Farben sichtbar. In seinem Inneren aber kann der Mensch eine Empfindung für die großartige Bedeutung des Lichtes ausprägen. Jede Entwicklung ist immer ein Erkraften und Wachsen im Innenleben, in der Empfindungswelt. Nimmt er ein Nahrungsmittel zu sich, das hierfür keine rechte Grundlage in sich trägt, so hemmt er damit seine Entwicklung in seelisch-geistiger Hinsicht.

Nun ist die Kartoffel jedoch recht ausgezeichnet durch ihren Nährwertgehalt. Sie liefert Eiweiß, Kohlenhydrate, Fette, Mineralien und Vitamine. Die Kartoffel ist relativ leicht verdaulich; nur in größeren Mengen ist ihre Stärke vom Verdauungssystem nicht mehr ganz zu bewältigen. Es bleiben feine Restrückstände, die sich in einer Giftwirkung bemerkbar machen (Rudolf Steiner). Für empfindliche Personen ist dies oftmals sehr schnell spürbar. Jede Disharmonie in der Verdauung wirkt auf andere Körpersysteme belastend und beeinträchtigt das harmonische Funktionieren. Migräne kann beispielsweise durch übermäßigen Kartoffelgenuß ausgelöst werden.

Nun sollte man die Kartoffel aber nicht vollständig aus dem Speiseplan verdammen. Denn ihr Nährwert ist doch so groß, daß sich eine sinnvolle Kombination mit anderen Nahrungsmitteln als Forderung erweist. Zum Grundnahrungsmittel, wie es das Getreide ist, sollte man die Kartoffel keinesfalls erheben. Zur Ergänzung eines Menüs ist sie jedoch recht wertvoll. Das Getreide ist ein geistiges Nahrungsmittel. Es enthält die starke Sonnenkraft und öffnet damit den Menschen für die kosmische Seite des Lebens. Die Kartoffel enthält viele Nährstoffe. Kombiniert man das Getreide mit der Kartoffel so wird man damit die Küche bereichern und immer noch die seelisch-geistige Entwicklung des Menschen förderlich beeinflussen. Viele Gemüsearten, wie Karotten, Wirsing oder Sellerie, lassen sich gut mit der Kartoffel mischen.

Die Tomate

Die Konsistenz der Tomate ist sehr wässrig. Sie hat keine rechte Substanz. Ihr Vitamingehalt hingegen ist bedeutsam. Geschmacklich gibt die Tomate dem Essen eine angenehme Note, und auch optisch bereichert sie durch ihre rote Farbe das gesamte Mahl. Sehr beliebt sind die Verwendung von etwas Tomatenmark auf dem Pizzaboden oder eine Beigabe von einer frischen Tomate zu Soßen.

Nur sollte die Tomate nicht wie anderes Gemüse als ein Hauptnahrungsmittel angesehen und verwendet werden. Denn sie hilft dem Menschen weder durch ihren Nährwert, noch durch ihren geistigen Wert. Sie ergänzt geschmacklich ein Gericht, ist mehr eine Beigabe zum Menü. Würde man zu große Mengen dieser Frucht essen, so könnte sie der Körper nicht mehr zum Aufbau von physischen wie auch psychischen Kräften nützen. In Scheiben geschnitten und auf ein Brot gelegt, oder als dünner Belag auf Getreidebratlingen, ist die Tomate eine angenehme, schmackhafte Bereicherung.

Paprika und Aubergine

Paprikaschoten und Auberginen sollten ebenfalls nur als ergänzende Nahrungsmittel Verwendung finden. Im Übermaß genossen, wie es in der gegenwärtigen Zeit bei vielen Menschen der Fall ist, führen diese Gewächse zu einer schlechten Grundlage für das Leben und die geistige Entwicklung.

Die Kohlgewächse

Aus der Familie der Kreuzblütler gibt es eine ganze Reihe von Gartengemüsen: Weißkraut, Blaukraut, Kohlrabi, Blumenkohl, Broccoli, Rosenkohl, Wirsing, Chinakohl sowie Grünkohl.

Diese Gewächse gedeihen fast auf jedem Boden. Sie sind anspruchslos und benötigen wenig Pflege. Gerade im Herbst und Winter ist das Kraut eines der bedeutendsten Gemüse. Es enthält neben vielen wichtigen Mineralien vor allem auch Schwefel und Vitamine. Im Keller ist es lagerfähig; als Sauerkraut im Gärtopf konserviert bringt es eine pikante Note auf den Speiseplan. Der milchsaure Gärprozeß veredelt die Qualität des Krauts und macht es für die Verdauung leichter und bekömmlicher.

Von allen Kohlgewächsen sollte man nicht in Übermaßen essen. Denn die Pflanzen nehmen nicht so sensibel am feineren kosmischen Geschehen teil. Die Blätter des Weiß- und Rotkohls sind breit und ungegliedert, ähnlich ist dies der Fall bei Wirsing und Chinakohl. Etwas mehr verfeinert ist schon der Rosenkohl. Nur kommt die weite kosmische Sphäre nicht so durchdringend an die Pflanze heran, und sie behält deutlich einen gewissen irdischen Charakter bei. Udo Renzenbrink empfiehlt in seinen Ernährungsbüchern, den Kohl kräftig mit wärmenden Gewürzen aus dem Erdhaften herauszuheben, damit er zum einen leichter verdaulich wird, zum andern auch seinen eigenen, schweren Charakter verliert. Gerade durch Gewürze kann Blähungen vorgebeugt und das Kraut auch deutlich mehr sensibilisiert werden.

Wenn man Kraut ißt, so nimmt man damit nicht die Weite der kosmischen Welten in sich auf. Vielmehr führt man dem Körper eine kräftigende Nahrungssubstanz zu. Das Kraut trägt Lichtkräfte in sich, doch sind diese durch die Schwere der Pflanzennatur nicht für die sensible Durchgestaltung der menschlichen Seelenkräfte geeignet. Das Willensleben aber wird gestärkt, wodurch der Mensch mehr praktischen Bezug zum Leben entwickeln kann. Das Kraut ist der Handwerker unter den Gemüsesorten. Es gibt die Bereitschaft, mit beiden Händen anzupacken, sich dem Handwerklichen zu widmen.

Der Mensch lebt in fortwährender Entwicklung. Diese ist nicht materieller, sondern seelisch-geistiger Art. Er geht durch seinen Lebensgang, und während all der Jahre, von der Kindheit bis zum Alter, reift seine Erkenntniskraft. Sein ganzes Umfassungsvermögen wird mit zunehmender Lebenserfahrung weiter. Ein Jugendlicher kann noch nicht die Einsicht in geistige Zusammenhänge erlangen. In reiferen Jahren jedoch wird dies mehr und mehr möglich.

Doch auf dem Weg durch das Leben benötigt der Mensch nicht nur geistige Kraft, Einsicht und Weisheit. Er braucht auch praktische Fähigkeiten, benötigt neben seinem hohen Idealismus und seiner geistigen Sehnsucht auch einfache Fertigkeiten und Gewandtheit. So ist die Nahrung in verschiedene Dimensionen gegliedert. Jedes Nahrungsmittel hat eine Bedeutung, hat daher auch seine Berechtigung auf der Tafel. Doch gerade bei der Krautnahrung sollte der Mensch nicht zu großzügig servieren, denn ein Zuviel würde ihm nicht helfen, sondern ihn eher an die irdischen Verstrickungen binden. Nur indem das Leben als ein kosmisches erkannt wird, kann die Entwicklung auf ästhetische Weise geschehen. Es kann damit von innen heraus leichter ein harmonisches Verhältnis zu Natur und Umwelt gefunden werden.

Die Gurkengewächse

Hierzu zählen die Gurke, Zucchini und der Kürbis. Gerade der Kürbis ist eine sehr vielseitig verwendbare Gartenfrucht. Es gibt mehrere verschiedene Sorten, die recht deutlich in Form und Farbe differenziert sind. Auch der Geschmack ist von Sorte zu Sorte unterschiedlich.

Betrachtet man die Gestalt der ganzen Pflanze, so fallen als erstes die breiten Blätter ins Auge. Diese überdecken sogar oftmals durch ihr Ausmaß die Frucht selbst. Viel Licht wird trotz der Bodennähe durch diese großflächigen Blätter aufgenommen. Die Pflanze selbst ist recht anspruchslos; sie gedeiht gerade auf unseren heimischen Böden recht üppig.

Der Kürbis gilt als Heilmittel für die Nieren. Er greift sehr tief in das Stoffwechselgeschehen ein und reinigt die Gewebe der inneren Organe. In etwas abgeschwächter Form gilt dies auch für die heimische Salatgurke, und in noch geringerem Maße für die Zucchini.

Dem Kürbis nahe verwandt sind die Wasser- und Honigmelonen. Sie sind in unserem Land schwer zu züchten. Als Gastnahrungsmittel auf dem Speiseplan sind sie wegen ihrer reinigenden Wirkung empfehlenswert.

Jede körperliche Angelegenheit steht in Verbindung mit einer ganzheitlichen, höheren Ordnung. All das Geschehen, das im Stoffwechselleben der inneren Organe vorgeht, ist gleichzeitig auch ein kosmischer Prozeß. Das Bewußtsein des Himmels lebt in stiller Anteilnahme im Inneren der Menschennatur. Davon weiß man im gewöhnlichen Leben jedoch nichts. Das Wohlbefinden ist aber ein deutlicher Ausdruck für dieses stille Geschehen.

Als Menschen sind wir von verschiedenen Kräftewirkungen des Kosmos abhängig. Die Sonne gibt uns Lebenskraft, Freude und Begeisterung. Die Erde ist der Boden, auf dem sich alles Leben entfaltet. Die Mineralien und Nährstoffe geben eine physische Grundlage zu Wachstum und Entwicklung. Die Erde strahlt sehr verschiedene Kraftströme aus und gleichzeitig strahlen von der Astralsphäre kosmische Kräfte ein. Der Mensch lebt auf dem Boden der Erde und dennoch ist er ein Bürger beider Welten. Er lebt eingebettet zwischen Erde und Himmel. Führt er ein Nahrungsmittel zu sich, das die Nieren reinigt, so öffnet er sich gleichzeitig durch diesen inneren, physiologischen Prozeß für eine neue Bewußtseinsweite. Reinigung bedeutet bewußtes Öffnen. So wird der ganze Mensch durch ein Nahrungsmittel in seiner physischen Organisation ergriffen und gleichzeitig im seelisch-geistigen Leben eine Stufe weitergeführt. Jene einstrahlende Kraft aus unbekannten Höhen wird von ihm nun anders aufgenommen, so daß er eine Veränderung seines Wohlbefindens und seines Bewußtseins spürt.

Das Wesen der Wurzel

Zu den bekanntesten Wurzeln zählen in erster Linie die Karotten. Diese sind mit einem sehr zartgliedrigen Grün, das mit weiten, feinen Verzweigungen über das Erdreich hinausragt, beschenkt. Dadurch nimmt die Pflanze sehr intensiv an der kosmischen Lichtsphäre teil. Wurzeln wie Pastinaken, Radieschen und Rettiche haben ebenfalls ein langes, jedoch weniger feingliedriges Kraut als die Karotte. Auch Schwarzwurzeln, Meerrettich und Petersilienwurzeln zählen zu den Wurzelgemüsen. Die Rote Beete ist ein Gänsefußgewächs, Sellerie und Fenchel sind Knollengewächse. Sie tragen wurzelhafte Elemente in abgeschwächter Form in sich.

Wer Wurzeln ißt, der führt sich eine ganz bestimmte Kraft zu. Diese wirkt vor allen Dingen auf die Denkprozesse. Klarsicht und Konzentration sowie Frische im ganzen Kopfbereich werden gefördert. Dies ist auf die Sinne und gleichzeitig auch auf die Gesamtkraft im menschlichen Erkenntnisleben bezogen. Die Wurzel reinigt und klärt das Denken, ein klarer Blick wird gefördert.

Die Fruchtbildung bei den Wurzel- und Knollengemüsen findet durch ein Zusammenwirken von Naturkräften statt. Naturelemente wie das Wasser und die Mineralien arbeiten von innen, das Licht und die Wärme von außen an der Pflanzengestalt. Die Pflanze nimmt lebendig am ganzen Umweltgeschehen teil. Materielle Stoffe wie Magnesium, Silizium und andere Salze sind notwendig, damit sich die Pflanzengestalt herausbilden kann. In der Wurzel werden viele Mineralien und Kohlenhydrate konzentriert. Diese materiellen Stoffe sind von den großen kosmischen Kräften, von Wärme und Licht, durchlebt. Ohne Wärme und Licht könnte keine Pflanze gedeihen.

Nimmt der Mensch nun ein Wurzelgemüse zu sich, so findet im Verdauungssystem ein gegensätzlicher Prozeß statt. Die materiellen Stoffe werden aufgelöst, das Verdauungsfeuer führt sie in einen dem ursprünglichen ähnlichen Zustand der Licht- und Wärmedimension zurück, so daß dasjene, was die Pflanze aus ihrem Umfeld aufgenommen hat, wieder frei wird. Das bedeutet, daß auf unbewußte Weise während der Verdauung ganz andere Kräfte in der Organwelt arbeiten. Die Nahrung wird nicht nur zerkleinert und mit Verdauungssäften zersetzt, sondern vollständig aufgelöst. Dieser Prozeß ist nur deshalb nicht bekannt, da er nicht beobachtet werden kann. Bevor der Mensch eigenes Blut bilden kann, muß er alle Nahrungssubstanz in eine völlig schwerelose Dimension hinüberführen. Er muß sie vergeistigen. Aus diesem schwerelosen Zustand kann er schließlich sein Blut bilden und sich damit die Körperlichkeit aufbauen.

Der Geist erbaut die Materie. So lebt der Geist zu allem Anfang. Verdauungsarbeit ist somit nicht eine rein mechanische Arbeit, sondern eine vom Organismus vollzogene geistige Tätigkeit. Sie bleibt jedoch der bewußten Wahrnehmung entzogen.

Der Mensch nimmt mit jeder Pflanze geistige Sphärenkraft, kosmische Kraft und Umweltkraft in sich auf. Die Wurzel ist ein hierfür sehr sensibles Pflanzenwesen. Sie wirkt auf die Sinne und führt das Denken zur Klarheit.

Da also in der Pflanze die ganze Umwelt mitlebt, ist es leicht zu verstehen, daß es niemals belanglos sein kann, ob Kunstdünger verwendet wurde oder nicht. Man merkt den Unterschied sehr deutlich am Geschmack. Künstlich gezogenes Gemüse hat keinen kräftigen Charakter mehr. Aber nicht nur um des Geschmackes willen sollte man zu natürlich angebautem Gemüse greifen. Die Probleme in unserer Zeit machen es notwendig, daß wir die fundamentalen Grundsätze erkennen und uns schließlich wieder in Einheit mit der Natur ernähren. Eine biologische Anbauweise wird durch das Erkennen von Mensch und Natur notwendig.

Das Obst

Die Bedeutung des Obstes wird in den Ernährungslehren recht unterschiedlich bewertet. Manche schwärmen von der Obstnahrung, andere dagegen lehnen das Obst aus gesundheitlichen oder anderen subjektiven Gründen ab. Die Yogaanhänger empfehlen Obst, die Makrobioten verbieten es weitgehend. Die Gründe hierfür werden meist durch intuitive Ahnungen, der Lebenssituation entsprechend, gefunden.

Die geistige Sichtweise kann eine deutliche Klärung dieser Frage geben, so daß man für sich selbst zu einer Entscheidung über das rechte Maß beim Essen von Obst kommt. Oftmals ahnt man aus subjektiven Empfindungen heraus die Zusammenhänge und fühlt sich damit zu einer bestimmten Nahrungsmittelgruppe besonders hingezogen. Das Getreide beispielsweise ist ein göttliches Nahrungsmittel. Es ist das tägliche Brot, wie es uns sogar im Vater-Unser-Gebet in umschriebener Form entgegentritt. Wer Getreide ißt, bereichert sich mit der Kraftfülle des gebenden Gedankens. Das Leben wird von hohen kosmischen Kräften ergriffen. Mit dem Getreide führt sich der Mensch jene Substanz zu, die es ihm ermöglicht, aus seiner Ich-Bezogenheit herauszutreten und den anderen zu sehen, zu erkennen, zu lieben. Getreide ist deshalb göttliche Nahrung. So wie über den Feldern der Körnerfrüchte eine geistige Hand waltet, so erwächst im Menschen die Kraft des Gebens und das Empfinden von Liebe für den Nächsten.

Das Obst wirkt nun ganz anders. Im Obst sind wie beim Getreide sehr viele Lichtkräfte enthalten. Das kosmische Leben tritt an die Obstbäume mit weiter und durchdringender Strahlung heran. Die Früchte werden durch die intensiven Lichtwirkungen von kosmischen Kräften berührt. In der geistigen Sichtweise der Antroposphie werden die Obstbäume als Gewächse beschrieben, die nicht wie normale Pflanzen wachsen, sondern die durch den Stamm des Baumes eine Stufe hinaufgeführt sind gegen den Himmel, näher zur Astralsphäre. Das Holz des Baumes bildet die zweite Erde. Das Obst ist weiter nach oben gerückt, vom irdischen Boden bereits weggehoben.

So nimmt der Mensch mit den Früchten eine ganz andere Kraft auf. Er nimmt etwas zu sich, das eigentlich nicht mehr so recht zur Erde gehört. Ein ferner Impuls des Kosmischen lebt darin. Wer Obst ißt, der führt sich jedoch nicht die

Kraftfülle zum Geben und Verwirklichen zu, sondern er öffnet seine Augen und sieht das Ziel des Lebens. Jenes große Ideal des Menschseins wird für ihn erschaubar und er erhält die Zuversicht, daß es ein Leben im idealeren und höheren Sinn auch wirklich gibt. Durch Getreide erhält man die Kraft für das Leben, durch Obst wird man mit der Idee des Höheren beschenkt. Man erkennt das Ziel des Lebens. Der Blick auf etwas Neues wird geöffnet.

Eine wichtige Bedeutung für die seelisch-geistige Entwicklung liegt in den Früchten. Ein Zuviel an Obst kann einen Mangel im körperlichen Mineralhaushalt bewirken und auch zu einer Schwächung des Selbstvertrauens führen. Sieht man das Ziel des Lebens, so benötigt man auch die Kraft, den Weg dorthin zu gehen. Diese kann nur das Getreide bringen. So ergänzen sich Obst und Getreide zu einer wirklich geistigen Nahrung. Das Obst bringt die Idee, das Getreide bringt die Kraft zu ihrer Verwirklichung. Der Mensch fühlt sich meist zu einem dieser Nahrungsmittel besonders hingezogen. Jedoch benötigt er immer beide Nahrungsmittel in einem ihm gemäßen, individuellen Verhältnis.

Das Obst reift im Rhythmus der Jahreszeiten. In unseren Breiten gedeiht ein sehr vielseitiges Angebot, wie beispielsweise die Beerenfrüchte, zu denen Erdbeeren, Himbeeren, Heidelbeeren, Brombeeren, Johannisbeeren usw. gehören. Die Beerenfrüchte wirken günstig auf die Nieren. Der Apfel, der hoch am Baum wächst, ist bei uns das wichtigste Obst. Er ist gar nicht wegzudenken. Vielseitig ist er in der Küche verwendbar. Äpfel sind auch für eine Reinigungsdiät gut geeignet.

Das Obst besitzt einen ideenhaften Charakter. Kocht man Obst für wenige Minuten, so leitet man durch den Kochvorgang bereits eine Art Verdauung und Auflösung ein. Dies wirkt sich sehr günstig auf die Bekömmlichkeit aus. Gekochtes Obst ist in Verbindung mit Vollkorngetreide meist leichter verträglich als rohes Obst. Ähnlich wie rohes Gemüse, sollte man das Obst immer waschen, es, wenn möglich, schneiden oder eben für wenige Minuten kochen. Dann verliert es den Fremdcharakter und wird ohne Probleme vom Verdauungssystem aufgenommen.

Südfrüchte sind sehr ungünstig für Menschen unserer Breiten. Denn sie besitzen einen anderen Lichtcharakter als unser heimisches Obst. Zumeist wird wegen des langen Handelsweges das Obst nicht reif, sondern viel zu früh geerntet und erst dann auf den Schiffen in besonderen Kammern nachgereift. Obst aus fremden Ländern sollte bestenfalls als Gastnahrungsmittel auf den Speiseplan kommen.

Zwei wichtige einheimische Obstsorten sollen hier noch in aller Kürze charakterisiert werden:

Die Erdbeere

Gerade zur Beurteilung der Nahrungsmittel ist die lebendige Bildekraft der Pflanze ausschlaggebend. Diese unsichtbare Lebenskraft, die Wachstum gegen die Schwerkraft der Erde ermöglicht, bringt Form und Farbe hervor. Wissenschaftlich läßt sich die Lebenskraft nur sehr schlecht messen. Viele Menschen spüren ganz verborgen in ihrem Herzen eine Zuneigung zur Pflanzenwelt. Denn Leben ist in allen Gräsern, Blumen und Bäumen. Betrachtet man die Walderdbeere mit Gefühl und Hingabe, so kann man ihren tieferen Charakter erahnen. Sie wächst im feuchten Unterholz nahe an Wegrändern. Die Pflanze bleibt immer bodennah, die Blätter des Strauches sind rund und zierlich. Eine liebliche Gestalt wartet still am Wegrand. Besonders auch die kleine weiße Blüte, die aus der niedrigen Pflanze auffällig öffnend hervorleuchtet, strahlt mit bescheidener Größe und innerer Vornehmheit dem Licht entgegen. Schließlich wandelt sich die Blütenbildung und eine Frucht wächst heran. Die zuerst grüne Beere wird gelb und schließlich reift sie zu einem kräftigen, angenehmen Rot.

Die Erdbeere besitzt einen außerordentlich lieblichen Charakter. Über ihrem Wesen waltet eine kosmische Lichtkraft. Von ihrer Erscheinung her hat sie eine unaufdringliche Gestalt. Ißt der Mensch von den Früchten der Erdbeerpflanze, so nimmt er damit am Wesen der gesamten Pflanzennatur teil. Die Erdbeeren, besonders die kleinen Walderdbeeren, besitzen eine reinigende Kraft für den Menschen. Es sind Stoffe in den Erdbeerfrüchten enthalten, die von innen heraus bis an die Peripherie des Körpers ihre reinigende Wirkung entfalten, so daß manchmal nach dem Genuß dieser Früchte sogar Hautausschläge vorkommen. Übertragen läßt sich sagen, daß die lieblichen Eigenschaften der Erdbeere den Menschen mit ihrem Wesen erfüllen, ihn ergreifen und ihn selbst zu mehr Bescheidenheit und Zartheit führen. Einige Walderdbeeren können ein schönes Geschenk sein, das der Liebende gern seiner Geliebten überreicht, als Ausdruck seiner Hingabe.

Die Kirsche

Ganz im Gegensatz dazu wächst die Kirsche hoch am Baum. Der Baum selbst ist eine mächtige Gestalt und besitzt kräftiges Holz. Die hellen, recht großen Blüten öffnen sich weit dem Licht entgegen, nehmen es ganz in sich auf. Die Fruchtbildung findet während der sommerlichen Tage statt. Läßt man den Blick am Kirschbaum ruhen, so daß man eine Ahnung der kosmischen Sphärenkraft, die dort tätig ist, erhält, wird man das machtvolle Wirken auch in seiner Seele erspüren. Das, was der Mensch mit den Früchten des Kirschbaumes zu sich nimmt, ist geballte kosmische Energie. Die Kraft der Kirsche ist jedoch nicht so durchdringend und reinigend wie die der Beeren. Der Blick in die Höhen des Weltendaseins wird zur Offenheit angeregt. Doch fehlt bei den Kirschen die Sensibilität und die Innerlichkeit. Ißt man zuviel von den Kirschen, so können leicht Verdauungsunregelmäßigkeiten und -probleme auftreten. Alles, was der Mensch zu sich nimmt, muß er verdauen. Mutet er sich von irgendeiner Nahrung zuviel zu, so wird er auch die Folgen tragen müssen. Gerade bei Kirschen wird das Maß leicht überschritten. Jedoch gilt dies auch für anderes Obst.

Das Obst hat sehr unterschiedlichen Charakter. Das Ideenhafte des Lebens ist aber in allen frischen Früchten enthalten. Je nach Jahreszeit wird man zu Beeren, Kirschen, Pflaumen, Zwetschgen oder Äpfeln greifen. Im Winter geben Trockenfrüchte eine recht gute Bereicherung zu den Süßspeisen. Natürliche Konservierungsverfahren sind das Einlagern und das Trocknen. Im Sommer ist frisches oder leicht gekochtes Obst vorzuziehen, im Winter können gelagerte Äpfel, getrocknete Pflaumen und Aprikosen gut verwendet werden. Durch natürliche Konservierung, wie Trocknen oder Lagern, verschwindet die Sonnenkraft, die in den Früchten lebt und die Nahrung ist im Winter bekömmlich. Sie haben dann alle einen sanften, milden Charakter, der sich harmonisch zur introvertierten Geisteshaltung des Menschen im Winter hinzugesellt.

Der Honig
Das Süße und das Salzige – zwei Polaritäten

Der Honig als Nahrungsmittel wirft viele Fragen auf. Die intensive Süße des Honigs belebt den Menschen wie der Zauber einer Paradieswelt. Die Tatsache, daß der Honig süß schmeckt, bringt uns der gesamten Thematik des Honigs als Nahrungs- und Heilmittel näher.

In der Süße liegt etwas Ausdehnendes, etwas, das nach Weite und Offenheit strebt. Alles Blütenhafte schmeckt in irgendeiner Weise süß. Reife Früchte beispielsweise sind immer von süßem Geschmack durchdrungen. Honig wird durch die Bienen aus dem Nektar der Blüten auf Wiesen und in Wäldern zusammengetragen. Eine enorme Arbeit ist vom Bienenvolk erforderlich, um nur eine geringe Menge Honig zu produzieren. Tausende von Blüten und Baumwipfeln müssen angeflogen werden, damit der wertvolle Nektar gefunden wird. Ißt der Mensch nun den Honig, jene Substanz, der der Nektar aus dem weiten Blütenmeer der Natur zugrunde liegt, so nimmt er damit auch teil an dieser Weite. Er nimmt die Süße von hunderten von Blüten in sich auf. Dies ist für ihn oftmals zu viel, so daß er unterschiedliche Reaktionen auf den Honiggenuß beobachten kann. Gerade der Mensch, der sich recht bewußt ernährt und seine Geschmacksnerven an die natürliche Süße von Früchten und Getreide gewöhnt hat, wird leicht mit dem Gefühl der Leichtigkeit und dem Empfinden, daß sein Bewußtsein den Körper verlassen möchte, reagieren. Auch Kinder, die in den ersten Jahren ja noch in eine andere Sphärenwelt eingebettet sind, reagieren oft mit lebhaften Allergien und Ausschlägen.

Den direkten Gegensatz zum Honig bildet das Salz. Mit Salzigem und Süßem sind zwei große Weltenströme verbunden. Das Verlangen nach verschiedenen Speisen, die einmal salzig, das andere mal süß sind, beschreibt einen natürlichen Rhythmus im menschlichen Leben. Im Geschmackssinn lebt Bewußtsein, und dieses Bewußtsein ist ganz im Inneren mit dem gesamten Leben verbunden. Das Erlebnis des Schmeckens ist nicht materieller Natur, sondern findet ganz gelöst von jeder körperlichen Gebundenheit statt. Im Schmecken lebt das Sein des Lebens.

Führt man sich beispielsweise eine salzige Speise zu Munde, so werden durch das Mineralische die Geschmacksnerven wachgerufen. Eine Kraft strömt in den Menschen hinein. Er wird von dem Salz ergriffen und beginnt sogleich, lebhaft darauf zu reagieren. Das Salz und auch der Körper sind Materie. Die gesamte Physiologie ist ein in der Materie stattfindender Prozeß. Im Schmecken an der Zunge wird jedoch ein völlig anderer Impuls wachgerufen. Im Geschmackserleben liegt bewußtes Sein, bewußtes Leben ist darin verborgen. Schmecken ist nicht als ein mechanischer Vorgang zu verstehen. Der Sinnesreiz steht mit dem Bewußtsein direkt in Verbindung. Das Salz ist nun ein sehr starkes Mittel, das deutlich an der Zunge bemerkt wird. Der materielle Stoff des Minerals erweckt direkt den Geist. Dieses untergründig bewußte Erleben läßt die Materie zerbrechen. Beim Schmecken von Salz zerbricht der Körper. Ein unendlicher Impuls ergreift das Endliche. Dieses Zerbrechen findet natürlich nicht in offensichtlicher Form statt. Unter der Schwelle der bewußten Wahrnehmung erfolgt beständig dieser tiefgreifende Prozeß und bringt eine Dynamik nach außen mit sich.

Eine enorme Kraftquelle liegt in diesen untergründigen Vorgängen der menschlichen Natur. Im alltäglichen Leben achtet man viel zu wenig auf die Auswirkungen von äußeren Reizen. Alle Sinneseindrücke betreffen den Menschen in seiner Ganzheit aus Körper, Seele und Geist. Ein Kräftespiel wird wachgerufen. Dieses wiederum läßt die gesamte Persönlichkeit wachsen. Der Nervenimpuls des Schmeckens wird von der Zunge weitergeleitet zum Gehirn und dynamisch fortgesetzt zu den anderen Organen. Der Körper erschafft dabei eine Struktur. Er zieht sich durch das Schmecken des Salzes zusammen. Jeder, der aufmerksam schmeckt, merkt, wie sein Körper sich durch das Salzige zusammenzieht. Ein seelisches Wachstum der Persönlichkeit ist immer mit den Vorgängen im Körper verknüpft. Es werden beispielsweise durch Salz die Wesenszüge von Ordnung, Gewissenhaftigkeit, Verantwortungsbewußtsein und Zusammenhalt gefördert, gleichzeitig aber wird bei einem Zuviel an Salz der Körper in seiner Gesamtkondition schwächer und die Nerven schmerzempfindlicher.

Anders verhält es sich mit dem Schmecken von Süßem. Ißt man eine reife Frucht oder Honig, so wird ebenfalls ein intensives Empfinden am Gaumen hervorgerufen. Dieses läßt jedoch nicht wie das Salz den Körper zerbrechen, sondern es zieht ein einschneidender Impuls direkt in die leibliche Erfahrungswelt. Man könnte sagen, der Körper wird unter der wahrnehmbaren Schwelle zerschnitten. Das Süße bringt einen ganz anderen dynamischen Impuls als das

Salzige. Jeder Reiz hat eine Auswirkung auf den Menschen in seiner Ganzheit. Würde man alles, was man mit seinen Sinnen täglich empfängt, direkt und unmittelbar erleben, so würde man beständig einen körperlichen Zerfall spüren. Man beachtet aber im normalen Leben die gesamten Sinneseindrücke nicht so recht, man läßt sich nicht mit dem Bewußtsein auf sie ein. Unbewußt lenkt sich der Mensch von der Gegenwart des Sinneslebens durch Handlungen und Denkprozesse ab. Durch die Aufnahme von Süßem erbaut sich die innere Menschennatur eine Hülle, die die Persönlichkeit in eine andere Welt einbettet. Wie eine Droge kann das Süße den Menschen in einen dem Hier und Jetzt fremden Zustand heben.

Die polaren Gegensätze von Süßem und Salzigem erzeugen ein Kräftespiel, das beständig die inneren Vorgänge in der Menschennatur beeinflußt und sich in Formen und Reaktionsweisen nach außen zeigt. Wir alle wissen, daß der Griff nach einer Süßigkeit meist unbewußt dann erfolgt, wenn man sich von einer Situation überfordert fühlt. Es ist auch die Sehnsucht des Menschen, sich von der Schwere des Alltags, von Verantwortung und Pflichten zu befreien und eine neue Welt, ein Paradies zu erleben. Die Umhüllung, die das Süße bringt, kann aber zur Illusion werden. Dies wird vor allem durch den weißen Kristallzucker aufgebaut. Als ein isoliertes Kohlenhydrat kann er in keinster Weise die seelisch-geistige Natur des Menschen positiv beeinflussen, ja, er ist in körperlicher Hinsicht sogar gesundheitsschädlich.

Der Honig vermag ein ähnliches Empfinden wie der Kristallzucker hervorzurufen. Er aber ist ein reines Naturprodukt und hat schon aus diesem Grunde eine Berechtigung auf dem Speiseplan. Nur muß die Menge dieser starken Süße auf ein sinnvolles Maß reduziert werden. Dann kann der Honig zu einem Heilmittel werden. Für die zukünftige Ernährungsweise mit Getreide, Gemüse und Früchten hat er sogar eine ganz wichtige Bedeutung.

Weite Blütenkraft lebt in der Süße des Honigs, weshalb eine anregende und aufbauende Wirkung mit diesem Heilmittel verbunden ist. Mit jedem Lebensmittel muß sich der Mensch etwas aus der Natur nehmen. Er muß sich beständig mit den vielen Umständen in der natürlichen Ordnung auseinandersetzen. Auch die Struktur des Bienenvolkes hat für die Honiggewinnung eine Bedeutung. Der Mensch schafft die Bedingungen durch ein Bienenhaus; er legt besondere Kammern und Fächer darin an, so daß die Waben später gut nutzbar sind. Die Arbeit der Bienen kann er durch seine handwerklichen Fähigkeiten und durch sein Wissen unterstützen, er kann aber nicht in die Struktur eines Bienenvolkes eingreifen. Das, was in einem Bienenvolk lebt, ist von hoher Weisheit und Sorgfalt geprägt. Sie bilden einen idealen Staat für sich. So wie die gesamte Ordnung der Natur von übergeordneter Weisheit richtig gelenkt wird, so bilden die Bienen ein ganz eigenes Volk, das nach höchsten Ordnungen und Prinzipien seine Arbeiten und Aufgaben in Gemeinsamkeit ausführt. Der Mensch kann den Honig, der aus der weiten Blütenpracht stammt und durch den Wärmebereich des Bienenvolkes hindurchgegangen ist, für sich nehmen. Es lebt in diesem Nahrungsmittel die Heilkraft einer höheren Weisheit und Ordnung.

Unsere Zeit ist geprägt von intellektuellem Wissen und großem Selbstbewußtsein. Dem Menschen aber fehlen die Weite im Wissen, die Weisheit der höheren Erkenntnis sowie auch die Kraft des Herzens. Der Honig öffnet das Bewußtsein zur Weite. Das Getreide gibt die Kraft im Herzen und die Weisheit im Gedankenleben. Denn sonst umhüllt sich das Bewußtsein. Bei allen Gerichten, besonders bei Getreide, soll man die natürliche Süße schmecken. Gibt man eine Spur Honig dazu, so strömt das Weite des Blütenmeeres hinein in die Kraft der Körner. Nie sollte eine größere Menge Honig verwendet werden. Denn er ist sehr wertvoll und eine geringe Menge genügt bereits, um über das Schmecken die feine Kraft zu einem Leben im kosmischen Sinne anzuregen.

Eine sehr kraftvolle Verbindung läßt sich durch Getreide und Honig erzeugen. Das Brot ist ein Urbild der Nahrung. In ganz frühen Zeiten der Menschheit hatte es noch eine breiförmige Konsistenz. Mit der Entwicklung des Gedankenlebens bekam das Brot immer mehr Form. Schließlich kam der Sauerteig, der das Brot mit dem Element Luft zusätzlich bereichert und somit auch die Verdaulichkeit erleichtert. In unserer Zeit liegt der Beginn einer Epoche von spirituellem Erleben und Geben. Rudolf Steiner hat in seiner Geisteswissenschaft das Honig-Salz-Brot genannt und gleichzeitig die Bedeutung des neuen Brotes für die Zukunft erläutert. Der Honig ist das hinausstrebende, das Salz das zusammenziehende Element. In einem bestimmten Verhältnis zueinander ergeben diese beiden extremen Substanzen treibende Kraft für den Brotteig. Das Backfermentbrot wurde nach dieser Idee entwickelt. Der Mensch, der sein Leben bewußt ausrichtet und die tieferen Gedanken der Seele verwirklichen möchte, wird zum Geben aufgerufen. Der Honig im Brot gibt ihm die Kraft, das weite Feuer des Lebens zu entzünden und zugleich das eigene Verlangen zu vergessen.

Die Gewürze

Kochen mit den verschiedenen Gewürzen ist eine wahre Kunst. Hier sind für den Menschen der Zukunft gewaltige Möglichkeiten offen. Er kann beständig lernen und die vielseitigen Möglichkeiten zu einer ästhetischen Zubereitungskunst entfalten. Gewürze sind beispielsweise Majoran, Salbei, Rosmarin, Basilikum, Thymian, Estragon, Liebstöckel, Pfefferminze, Melisse und Koriander. Von den ölhaltigen Samen sind hauptsächlich Kümmel, Fenchel, Anis und Kreuzkümmel zu nennen. Tropische Gewürze sind Gelbwurz, Zimt, Ingwer, Kardamom und Paprika. Die Auswahl ist umfassend und somit sind sehr vielseitige Möglichkeiten gegeben.

Ein Getreidegericht oder auch eine Gemüsespeise ist ohne Gewürz schwerer verdaulich. Die gesamten Gewürze haben die Eigenschaft, daß sie die Natur des Nahrungsmittels auf meist sanfte Weise verändern und die Speisen dem Verdauungsvorgang zugänglicher machen. Eine gute Küche benötigt eine reichhaltige Auswahl an Gewürzen. Dabei sollte man beachten, daß man nicht erst am Ende, nach dem Kochen, das Gewürz hinzufügt, sondern daß man es noch in den Hitzeprozeß miteinbezieht. Denn das Gemüse oder Getreide sollte sich mit dem Gewürz verbinden. Dann entsteht ein anderes Nahrungsmittel. Verbindet sich beispielsweise der Salbei mit Gerste, so entsteht eine milde, anregende Komponente, und das ganze Gericht erscheint um eine Stufe näher zum Menschen hingeführt. Eine gute Hand für die richtige Auswahl kann durch Erweiterung der Kenntnisse und einfühlsames Spüren schon nach kurzer Zeit entwickelt werden.

Die antroposophischen Ernährungsrichtlinien empfehlen die Gewürze besonders für die Getreidezubereitung. Alle Getreidespeisen erhalten erst durch das Würzen den blütenhaften Charakter. Manche Gewürze haben eine stark anregende Wirkung auf die Stoffwechselprozesse, andere dagegen haben einen sanften, dämpfenden Charakter mit harmonisierender Wirkung auf die Drüsenarbeit. Es liegt nahe, daß der Koch den Phlegmatiker mit feurigen Gewürzen wie Curry, Ingwer oder Paprika belebt und den zappeligen Sanguiniker mit milden Gewürzen, wie Anis, Fenchel oder Koriander in seinem Gemüt besänftigt.

Je mehr sich ein Mensch geistig entwickelt, desto weniger Ansprüche wird er an das Leben stellen. Er wird vom ganzen Luxus des Lebens nur das für ihn wirklich Notwendige nehmen. So wird er auch die Nahrung einfacher und natürlicher gestalten. Das ist ein recht deutlicher Entwicklungsweg, den man gerade in jüngerer Zeit wieder bei immer mehr Menschen beobachten kann. Eine schlichte Kost aus Getreide und Gemüse muß man aber erst wieder lernen zu verdauen. Für den, der gerade seine Ernährungsweise auf neue Grundlagen umstellt, können die Gewürze eine Hilfe sein, denn es werden ihm die Speisen besser schmecken und sie werden ihm auch nicht schwer im Magen liegen. Aber auch für den langjährigen Vegetarier bringt das Gewürz immer wieder neue Möglichkeiten zur Verfeinerung der Gerichte.

Über das Trinken

Von den meisten Ärzten werden als Sollmenge für den Tag zwei Liter, oftmals sogar drei Liter Flüssigkeit vorgeschlagen. Dies ist eine große Menge. Allzu leicht kann man sich von dieser Angabe getrieben fühlen und Getränke in unnatürlichen Mengen zu sich nehmen.

Als beste Getränke eignen sich Tee und Mineralwasser, ergänzend auch Getreidekaffee. Die bewußte Ernährungsweise ist ein Weg der Ästhetik, und so ist es notwendig, daß sich das Herzensfühlen mit dem Wissen vereint. der Mensch braucht eine gewisse Menge feste Nahrung zum Aufbau seiner Körperlichkeit und auch zur Erhaltung seiner Konzentration und Gedankenkraft. Gleichzeitig ist aber auch eine gewisse Menge Flüssigkeit für Drüsentätigkeit, Schweißbildung und zur Blutverdünnung notwendig.

Feste Nahrung dient immer dem Aufbau. Auch für das Seelenleben benötigt der Mensch die Zufuhr von fester Substanz. Ein Kleinkind beispielsweise kann nur Milch oder Brei zu sich nehmen. Es hat auch noch keine eigene Gedankenaktivität, sondern wird ganz von äußeren Mächten und Kräften geleitet. Erst mit beginnender Denktätigkeit kommt das Verlangen nach fester Nahrung.

Feste Nahrung erhöht die Ausstrahlung der Persönlichkeit. Der Mensch wird nicht nur in seiner Körperstruktur kompakter, sondern auch in seiner gesamten psychischen Verfassung stabiler. Er baut seine Denktätigkeit durch Eigenkraft auf. Die Flüssigkeit dagegen gibt eine gelöste Komponente. Sie reinigt die Gewebe und Organe und führt zum Fließen im Körper. Alle Säfte und Körperflüssigkeiten bestehen zum Großteil aus Wasser.
Das Gemütshafte im Menschen, seine Phantasie und ein passiveres Erleben werden angeregt.

Wird die Ernährung mit Getreide und Gemüse als Grundlage gewählt, so bedarf es in der Regel keiner allzu großen Menge an Flüssigkeit. Wenn man Durst hat, so soll man trinken. Ein heißer Tee zum Essen bereichert die Tafel. Eine sinnvoll ausgewählte Kost, mit niedrigem Anteil an Milchprodukten und ohne schweres Eiweiß, wird kaum zu Ablagerungen in den Organen und Geweben führen. So erübrigt sich auch die medizinische Forderung, eine bestimmte Sollmenge an Flüssigkeit zu trinken.

Das Bewußtsein und das Leben nach dem Tode

Das Bewußtsein des Menschen ist das Ergebnis eines Kräftewirkens, das von den Gestirnen des Kosmos ausgeht und sich in der individuellen Haltung widerspiegelt. Jeder Mensch hatte bereits ein bzw. mehrere frühere Erdenleben und diese sind verantwortlich für die Offenheit und Weite des Bewußtseins, die der einzelne in seinem Leben hat. Das Bewußtsein bestimmt durch das individuelle Denken und Fühlen die Einordnung des Menschen innerhalb des ganzen Universums.

Mit diesem Bewußtsein, das aus einer gesetzmäßigen Folge von mehreren Verkörperungen eine bestimmte individuelle Note hervorbringt, sieht der Mensch die Umgebung, die Mitmenschen, und er bildet sich eine Meinung über das Leben. Er sieht die Nahrung und wählt sie entsprechend seiner Bedürfnisse aus. Er bereitet sie nach seinen ihm eigenen Ideen und seiner Phantasie zu. Er ißt das zubereitete Essen mit jener Haltung, die seinem Bewußtsein entspricht.

Es ist sehr wichtig, daß das gewöhnliche Bewußtsein, wie es jedem einzelnen auf sehr unterschiedliche Weise eigen ist, als eine Wirkung der kosmischen astralen Sphäre betrachtet wird. All das, was man täglich mit seinem Nervensystem spürt und wahrnimmt, geht nicht vom Gehirn aus, sondern die vielen Gedanken und Bilder werden empfangen und durch das Gehirn reflektiert. Gedanken sind Kräfte aus dem Kosmos.

Das Bewußtsein jedes einzelnen ist unterschiedlich, da jeder bestimmte Gedanken und Kräfte über sein Nervensystem aufnehmen kann. Das Nervensystem ist der große Träger dieser gesamten Einflüsse aus dem Astralmeer. Die kosmisch-astralen Einflüsse, die die Summe der Gefühle und Gedanken sind, wirken – und das ist das Bedeutungsvolle – auf das Seelenleben begrenzend und verhüllend. Die Seele liegt im Menschen viel tiefer verborgen als all die vielen Gefühle und Gedanken, die während des Tages vorbeiströmen. Sie liegt hinter allen wahrnehmbaren Bereichen.

Das Bewußtsein, das das Nervensystem vermittelt, entspricht dem äußeren Seelenmenschen. Das ist jener, der täglich arbeitet, spricht, diskutiert, sich über die Erfolge freut und über das Leidliche beklagt, der so ganz im Auf und Nieder des Lebens steht. Hier ist es nun wichtig, auf den Begriff des intellektuellen Idealismus näher einzugehen. Intellektuelles, idealistisches Gedankengut entsteht aus der Sehnsucht nach einem höheren Ziel, einem schöneren Leben oder nach der Verwirklichung bestimmter Vorstellungen. Wohl jeder Mensch besitzt ein gewisses Maß von dieser Art des Idealismus. Das verführerische Ziel eines gesunden, langen Lebens, das viel Kraft und Energie hergibt, hat sich gerade in den letzten Jahren aus der einseitigen idealistischen Bestrebung nach und nach in die Herzen vieler Menschen eingenistet. So gewinnt die Nahrung eine recht wichtige Rolle, da die einzelnen Nahrungsmittel und die Art und Weise ihrer Zubereitung auf die leibliche und gemütshafte Verfassung einwirken. Die verschiedenen Ernährungslehren sind meist aus intellektuellen, idealistischen Anschauungen entstanden. Im Gegensatz dazu stehen die geistigen Lehren. Diesen Unterschied sollte man um der Unterscheidung willen sehr deutlich verstehen lernen. Er ist so gewaltig wie der zwischen einem Haus aus Stroh und einem aus Ziegel. Geistig schauende Menschen wie zum Beispiel Rudolf Steiner oder Jakob Lorber brachten viele Erkenntnisse auf dem Gebiet der Ernährung. Sie formten aber daraus keine Idee oder Weltanschauung.

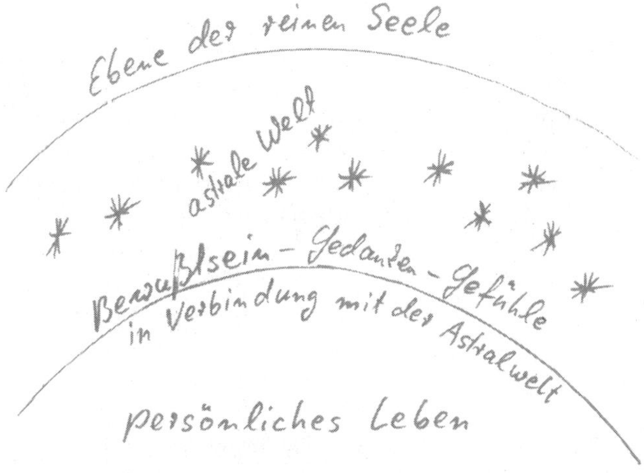

Gerade im Hinblick auf die Ernährungslehren ist ein Verstehen mit dieser Unterscheidung sehr wichtig. Ein geistig schauender Mensch wird nicht einzig und allein das Dasein zwischen Geburt und Tod betrachten, sondern wird auch über die Todespforte hinaus die Folgen und Wirkungen der Taten beobachten. Wer bewußt die Nahrung auswählt, mit ihr eventuell arbeitet und seine individuelle Entwicklung durch Diät unterstützt, wird nicht nur innerhalb des sichtbaren Lebens Einflüsse auf sich selbst ausüben, sondern er wird auch eine Folge von weiteren Wirkungen mit in den jenseitigen Bereich nehmen.

Das folgende Beispiel soll nun nicht eine Richtung für das Leben aufzeigen, sondern auf das bisher Gesagte allgemein etwas mehr Licht werfen. Betrachten wir das Rohkostessen. In den letzten Jahren haben sehr viele Menschen die gesundheitsbringende Wirkung der Rohkostdiät erfahren. Eine ganz beträchtliche Zahl von Menschen ißt nur noch rohes Gemüse, Obst und Nüsse. Sie meiden jegliche gekochte Kost. Die Auswirkungen dieser Diät, die eine sehr extreme Ausrichtung darstellt, ist allgemein sehr positiv. Die meisten Menschen fühlen sich von Beginn dieser Diät an kräftiger und leiden nicht mehr an Kränklichkeiten. Die unangenehmen, müden Phasen des Tages verschwinden. Vor allem sieht man den Betreffenden das Vitalisierende und Erfrischende im Gesicht an. Die Ausstrahlung ist hell, direkt leuchtend. Der ganze Mensch blüht und lebt.

Durch die Rohkostdiät verändert sich die menschliche Leiblichkeit. Ein energetisches Kräftefließen beginnt aus den Organen über den ganzen Körper bis zur Peripherie, zur Haut. Dieses Kräftefließen, das den Ursprung in den Organen nimmt und spürbar das ganze Wohlbefinden beeinflußt, schenkt dem Menschen eine Freiheit. Er fühlt sich nicht mehr durch die Schwere des Körpers belastet. Das Gefühl, das der Rohkostessende in sich spürt, erinnert an ein spirituelles Fühlen, das sich über den Körper hinaus erhebt und Freiheit darstellt. Da diese Wirkungen der Rohkost so intensiv auf das ganze Befinden strahlen, vertreten auch diejenigen, die dies erfahren haben, die deutliche Meinung über die Richtigkeit der Rohkostdiät. Sie verurteilen allzugerne die gekochte Nahrung, die wie Gift für sie ist.

Überlegt man einmal mit etwas mehr Weitblick, so wird man über diese Tatsache doch einige Fragen finden. Ist es eine wirkliche Freiheit, die der einzelne sich durch das Essen erißt? Tatsächlich ist sie trügerisch. Denn es fehlt die wesentliche und wichtigste Kraft des Lebens: Der Weg zu dieser Freiheit wurde nicht schöpferisch aus der Seele verwirklicht. Für die im Sinne kosmischer Gesetze liegende geistige Entwicklung des Menschen ist eine Trennung der Seele vom Körper wichtig. In einer detaillierten Betrachtung ist die Seele das Lichtwesen, das in den verborgenen Schichten der Lebenskräfte ruht. Die Lebenskräfte sind feine Kräfte, die zum einen mit ihren gröberen Teilen den physischen Leib aufbauen und am Leben erhalten. Zum anderen sind sie in ihrer feinsten Beschaffenheit die substantiellen Träger, die das Erkennen und Verstehen auf höherer Ebene ermöglichen. Diese feineren Träger der Lebenskräfte müssen sich von den gröberen Trägern, die den Leib am Leben erhalten, auf richtige Weise scheiden. Mit diesem Trennungsprozeß beginnt die geistige Entwicklung des Menschen. Seine Erkenntnisse, die er durch die Trennung der Lebenskräfte erfährt, sind dann unabhängig von der Leiblichkeit. Sie sind aus dem Lichte.

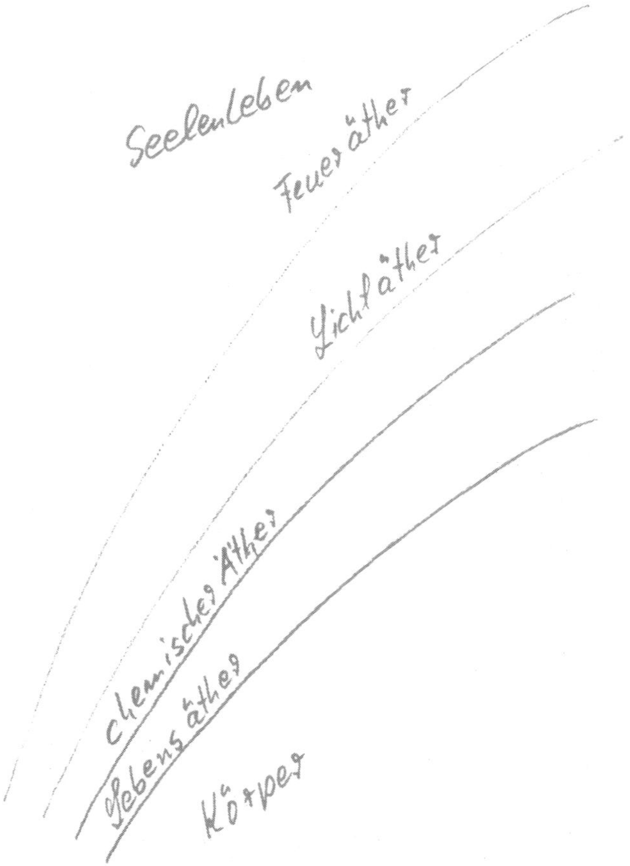

Die Rohkostdiät aber bewirkt die Trennung nicht an der richtigen Stelle.

Der feinste Teil der Lebenskräfte, der sogenannte Feueräther, entschwindet in die geistigen Welten. Er zieht sich aus dem feineren Leibe zurück. Er steht bald dem, was schöpferisches Bewußtsein ist, nicht mehr in der substantiellen Kraft zur Verfügung. Dadurch verhärtet der Mensch in der Seele, ohne daß er es bewußt merkt. Ein weiterer feiner Teil der Lebenskräfte, der das Licht in feiner, substantieller Ausprägung direkt beinhaltet, wandert zur Welt des Körpers, durchleuchtet ihn und strahlt im Körper. Dadurch verändert sich eben auch so stark die Ausstrahlung des Rohkostliebhabers. Aber gerade dieser lichthafte Äther sollte nicht in die Leiblichkeit abstürzen, sondern dem Erkenntnisleben dienen. Die seelisch-geistige Entwicklung des Rohkostliebhabers wird in Bahnen gelenkt, die nicht im Sinne der Gesetze des Kosmos und der Einswerdung des menschlichen Ich mit dem universellen Geiste Gottes liegen.

Die falsche Trennung der Lebenskräfte entsteht immer dann, wenn der Betreffende die Verhältnisse des irdischen Lebens nicht im richtigen Sinne erkennt bzw. benützt. Die Rohkostdiät ist eine extreme Form der Ernährung. Sie wird von vielen Menschen heute aufgesucht, da sie gute und schnelle Erfolge für Gesundheit und Wohlbefinden bringt. Über einen längeren Zeitraum betrachtet, findet durch die extreme Rohkostdiät eine seelische Verarmung statt. Ich möchte niemandem Angst machen, doch bedarf es eines weiteren Gedankens: Wenn nun der Rohkostliebhaber mit seiner extremen Ausrichtung stirbt und seine Seele in den geistigen Raum wandert, d.h. frei vom Körper wird – was geschieht dann in dieser Welt? Es ist tatsächlich so, daß der Rohkostler das schöne gesunde Leben, das er sich eressen hat, nun mit erhöhtem Preis bezahlen muß. Ein Mensch, der ein Extrem um seiner selbst willen praktiziert, verletzt seine ganze Umgebung, ohne es selbst zu bemerken. Er nimmt – in seinen Gedanken, Worten und Werken. Die Freiheit, die er durch das Essen in seinem Befinden erlangt hat, ist trügerisch. Sie besteht auf einer Ebene, die vergleichbar ist mit der, auf der sich ein Hausbesitzer befindet, der sein Haus aus gestohlenen Geldern gebaut hat.

Das Seelenleben, das in die Astralsphäre wandert, benötigt nun den Reinigungsprozeß, um schließlich von all den Taten und Werken, die es im Positiven wie im Negativen getan hat, frei zu werden. Diese Ebene wird im Sanskrit Kama Loka genannt, im Sinne der Bibel ist es das Fegefeuer. Alles Schlechte verbrennt in dieser Region. Diejenigen Menschen, die sich mit Rohkost ein

Leben „genommen“ haben, werden auf leibfreier Basis in dieser Ebene ein Gefühl erleben, als ob sie mit schweren Gewichten beständig erschlagen würden. Sie erleben ein sehr hartes Leiden. Diese Phase dauert unterschiedlich lange, nämlich so lange, bis die leibfrei gewordene Astralität gereinigt ist. Danach müssen die Seelen weiterhin einen schlimmen Prozeß auf sich nehmen. Sie wirken im Dienste der verführenden Mächte aus der Astralsphäre nun auf andere Menschen ein und müssen je nach Ausmaß ihres vergangenen Lebenswerkes die lebenden Menschen auf Erden mit Kräften des Irrsinns, der Irrationalität, Ängsten und Wahnvorstellungen beschweren. Diese Astralkörper wirken wie starke Strahlkräfte auf jene Menschen, die eine empfindliche Anlage haben.

Das Leben nach dem Tode folgt einer tiefen Gesetzmäßigkeit. Diese von mir gegebenen Worte sollen nun nicht als Warnung verstanden werden, sondern als Grundlage, um die Zusammenhänge zwischen dem Leben hier auf der Erde und dem Ewigen Leben, das jeder schon als Keim in sich trägt, zu verstehen. Die Läuterung in den Astralsphären findet irgendwann wieder ein Ende, und die Seele, die in diesem Falle durch sehr schwere Phasen hindurchgegangen ist, hat sich gereinigt; nun besteht für sie eine bessere Basis, um in eine neue Verkörperung zu gelangen. Die Welt im Fegefeuer ist kein Strafprozeß sondern ein Reinigungsprozeß, der notwendig ist. Der schwere Dienst, den die Astralkörper dieser Seele machen, dient einer ganzheitlichen Entwicklung. Alles wird ein Ende finden, und einstmals wird für eine große Zahl von Menschen das erlösende Licht in der Seele direkt erwachen.

Die gesunde geistige Entwicklung beginnt immer in der Aktivität des Bewußtseins selbst. Ändert man die Nahrung, so ändert man die äußeren Verhältnisse, aber man hat sein Denken und sein Gemüt noch nicht durchlichtet. Das Gesundessen kann nicht zur Reife der Seele führen, es kann lediglich den Körper auf einem bestimmten Niveau gesund erhalten. Die wirkliche Reife, die im Sinne der geistigen Entwicklung zu Einheit und Verbundenheit mit dem höheren Selbst führt, liegt in der innersten Aktivität des Bewußtseins. Diese innerste Aktivität ist zu vergleichen mit einem Maler, der sich nicht nur in das sichtbare Umfeld vertieft, um es schließlich genau dem Auge entsprechend auf die Leinwand zu malen, sondern der sich auch in das Wesenhafte und das göttliche Leben hineindenkt, es erkennend in der Seele wachruft und somit den Charakter einer tieferen, geistigen Welt mit seinen Farben und Formen zum Ausdruck bringt. Da es sich aber um eine sehr feine und ernste Aktivität handelt, weichen die meisten Menschen auf die äußeren Disziplinen des Lebens aus. Für das Gemüt ist es tatsächlich leichter, die Nahrung arbeiten zu lassen, als sich selbst in der Seele den Gedanken und Erscheinungen des Lebens mit Erkenntnis und Schaffenskraft hinzuwenden. Eine geistige Entwicklung erfordert diese Aktivität im Selbst, in den Seelenkräften des Denkens, Fühlens und des Willens. In religiöser Hinsicht bedeutet dies, daß sich der Aspirant für das hohe geistige, unbegrenzte Leben öffnet. Hierfür muß er seine eigenen Meinungen über Religion, seine eigenen Denkvorstellungen über den Glauben und das übersinnliche Leben ganz vergessen lernen. Das ewige Leben in Gott ist ein ganz anderes Leben, als es die eigene subjektive Erfahrungswelt des Gemütes widerspiegelt. Aktivität von innen heraus schenkt die wirkliche Kraft, um über die eigenen Schranken des Denkens hinaus ein Bewußtsein von der göttlichen Realität aufzunehmen. Weiterhin bedeutet die Aktivität auf der Seelenebene, ein Gewahrwerden für das Leben anderer zu entwickeln. Aus der eigenen subjektiven Gefühlswelt ist ein Verstehen für die Mitmenschen nicht möglich, da der Horizont der Gefühle nicht über die an den Leib gebundenen Eindrücke hinausreicht. Die selige Bereitschaft des Herzens, die eigenen Gefühle zu überwinden und sie als äußeres, emotionales Kräftewirken zu betrachten, also als äußeres Produkt, öffnet erst das Tor, und ein Verstehen aus dem reinen und freien Herzen wird möglich. Solange eine Summe von Emotionen das Herz begleitet, wird der Blick für die Mitmenschen und das Verstehen für den anderen, für sein Wesen und sein Leben getrübt sein. Die Aktivitäten aus der Seele selbst führen zu Reinheit und dem Empfinden von Einssein.

Die innere Aktivität führt zu einem weiten, sich ausdehnenden Bewußtsein. Die Ordnung innerhalb des Kosmos kann jeder durch seine schöpferische Arbeit verbessern. Dies ist mein Anliegen für alle, die zuhorchen, damit die Seele die enge Pforte des Gemütes, das nur nach Erfolg trachtet, passiert und damit schöpferisch von innen heraus wirkt. Das Bewußtsein wird dadurch von der Vergangenheit, von den vielen Lasten und Schranken, freier. Das Bewußtsein ist jene große Hülle, die jeder wie ein lichtes Kleid trägt, da es mit den Sternen und der Sonne die ganze Erde umkleidet.

Vortrag vom 6. März 1992

Das Problem der Übersäuerung (Acidose) – die geistige Bedeutung des Verdauungssystems

Was bedeutet in der Medizin das Wort Acidose? Wie äußert sie sich? Welche Ursachen liegen der Übersäuerung vom Seelenleben her zugrunde? Auf welche Weise kann die Acidose behandelt werden?

In der Medizin wird der Säuregehalt der Körperflüssigkeiten mit einer 14teiligen Skala angegeben. Die Bezeichnung pH-Wert liegt dieser Einteilung zugrunde. Der Wert 7 ist neutral, unter 7 bedeutet sauer, über 7 bedeutet basisch oder alkalisch. Das Blut ist leicht basisch mit 7,3 bis 7,4. Verantwortlich für das basische oder saure Milieu ist, vom Körper und seiner Chemie her betrachtet, die Wasserstoffionenkonzentration. Sinkt diese Konzentration ab, die ein sehr feines energetisches Kräftefließen in den Geweben darstellt, so dehnen sich verschiedene körperliche Zonen auf unmerkliche Weise aus, und das Milieu wird sauer.

Allgemein wirken Mineralien wie Eisen, Magnesium, Kalium, Natrium und vor allem Kalzium auf den Körper mit seinen unterschiedlichen Gewebearten festigend und konzentrierend. Das Kalzium führt zum Aufbau von Knochengewebe, es ist das wichtigste und substantiell am meisten vorhandene Mineral. Daher wirkt es auch den säurebildenden Tendenzen entgegen. Besteht jedoch Mineralstoffmangel und liegt eine Störung oder Verminderung im Kalziumstoffwechsel vor, so wird der Körper immer sauer reagieren. Bei Hunger, bei starker physischer und psychischer Beanspruchung, bei Infektionen oder anderen Krankheiten benötigt der Körper verstärkt Mineralien und auch andere Nährstoffe. Da er aber diese in seinem ihm gemäßen Gleichgewicht nicht immer finden kann, übersäuert das Blut.

Die Acidose äußert sich mit vielfältigen Krankheitsbildern, von leichten Beschwerden wie Kopfschmerzen und Müdigkeit bis hin zu schweren Stoffwechselentgleisungen und Arterienverschlüssen. Die meisten chronischen und degenerativen Krankheiten entstehen aus einer Übersäuerung des Blutes, die sich in den häufigsten Fällen über längere Zeit entwickelt. Wie erkennt man nun die Acidose? Die körperlichen Erscheinungen und Reaktionen sind so vielseitig, daß es schwierig ist, ein einheitliches Bild der Symptome darzustellen. Gerade der Laie würde nur immer seinen Körper und dessen Symptome beobachten, um die entsprechenden Antworten zu finden. Allgemein gilt der Ratschlag, den Körper und dessen Reaktionen möglichst wenig zu beachten und das Feld des Seelenlebens dafür sorgfältiger und genauer zu erkennen. Die Übersäuerung des Blutes und allgemein die Überdehnung in den Körperzonen bewirkt im Bewußtsein, das das äußere Seelenleben repräsentiert, ein sehr deutliches Zeichen. Gerade die sauren Reaktionen plagen sehr offensichtlich das Gemüt mit Unzufriedenheit. Die Unzufriedenheit ist eine gewaltige, große Macht, die über das Gemüt herrscht, sobald das natürliche Gleichgewicht in der Seele und im Körper gestört ist. So spürt der, der übersäuert ist, im täglichen Bewußtsein viele unangenehme Gefühle, die ihn physisch und psychisch belasten, ihn plagen, ihm das Leben erschweren. Aggressionen, Trauer, Jammern, Depressionen, Unruhe, Müdigkeit, Unlust zur Arbeit und disharmonisches Fühlen zu den Mitmenschen sind Zeichen der Übersäuerung. Sie beschweren das Leben von der Seite des Gemütes her und führen zu körperlichen Störungen.

In unserer Zeit stellt die einfache Erkenntnis der seelischen Umstände eine recht große Schwierigkeit dar. Der Körper und all die Symptome, die er sendet, lassen sich zwar erkennen, und eine Diagnose kann durch die weit entwickelten Untersuchungsmethoden leicht getroffen werden. Wer aber erkennt die eigene Unzufriedenheit? Die eigenen Strukturen und Verhaltensmuster zu sehen, erfordert vom einzelnen erhöhte Wachheit und natürlich auch Selbstkritik, Bescheidenheit und vor allen Dingen Mut. Die Selbsterkenntnis kommt in ihrer reinen Form aus dem höheren Selbst, aus der Bescheidenheit des Herzens.

Die Acidose kann in den meisten Fällen durch eine sinnvolle Umstellung der Ernährung beseitigt werden. Allgemein darf man dem Verdauungssystem nicht zu viel, aber auch nicht zu wenig zumuten. Die höchste Anforderung, die man an sein Verdauungssystem stellen kann, ist die reine Vollkorn-Getreidekost ohne Gemüse, Milchprodukte und Obst. Denn das Getreide benötigt zu seiner Verdauung und Resorption eine innere Wärmekraft, die aus der Herzenswärme zur göttlichen Liebe entsteht. Am wenigsten Anforderungen an das Verdauungssystem stellt die herkömmliche Kost mit Weißmehlprodukten, Zucker, Dosennahrung, Eiern und den vielen daraus entstandenen Mischerzeugnissen. Obwohl bei dieser Kost die Eiweiße schwerer sind, der Körper also mehr mit Substanz belastet wird, müssen sich doch die Organe nicht so sehr anstrengen, um die Nährstoffe aufzunehmen und in eigene Körpersubstanz umzuwandeln. Diese Nahrungsmittel sind stärker den einfachen Bedürfnissen nach substantieller Grundlage angepaßt. Die lebendigen Kräfte der Natur, die in der Pflanzenkost als einer dem Menschen fremden Kost enthalten sind, sind in den raffinierten Produkten, in Dosen und auch in der Fleisch- und Eiernahrung nicht vorhanden. Die vegetarische Kost benötigt ein sehr gut arbeitendes Verdauungssystem. Das Getreide kann roh gar nicht richtig resorbiert werden. Getreide muß zu Brot, Gebäck, Bratlingen, Pfannkuchen, Brei verarbeitet oder als Grütze gekocht werden. Ganze Körner sind bei Reis, Hafer, Hirse und Buchweizen zu empfehlen.

Die seelische Realitätsebene bezieht sich vor allem auf das innere Beziehungsfeld des einzelnen zu seinen Mitmenschen und zur Natur. Wer sich der Erde und all den Angelegenheiten, die das Leben auf Erden hervorbringt, nicht gerne hingibt, der kann Pflanzenkost schwerer und vor allem Getreide schlecht verwerten. Das Leben bedeutet Arbeit, und jeder muß während seines Lebens Dinge tun, die er nicht gerne tut. Das ganze Leben erfordert Opfer. Die Bereitschaft, viele Opfer um des Lebens willen zu bringen, führt zu erhöhter Kraft im Verdauungssystem. Anders ausgedrückt bedeutet dies: Damit Getreide verdaut werden kann und die Eiweiße, Mineralien und Kohlehydrate zu gesunder Aufbauleistung im Organismus beitragen, ist die religiöse innere Einstellung zum Leben notwendig. Dies bedeutet aber, sich selbst nicht wichtig zu nehmen, sondern den Dienst im allgemeinen und die Liebe zu anderen in den Vordergrund zu stellen. Da aber die Herzen in unserer Zeit und Kultur einen Mangel an Religion erleiden, übersäuern die Menschen, die Getreide essen. Das Getreide kann nicht mehr verdaut werden. Es liegt schwer im Magen. Die Stoffwechselprozesse geraten noch mehr ins Ungleichgewicht, statt in einen harmonischen Ablauf zu kommen. Die Folgen sind neben der Acidose vielschichtige Beschwerden wie Kopfschmerzen, Müdigkeit und Vitalitätsverlust.

An die Getreidenahrung muß sich das Verdauungssystem erst langsam gewöhnen. Eine Ernährungsumstellung kostet Zeit. Auch wenn man schon sehr viel Gemüse und Salate gegessen hat, erweist es sich als sinnvoll, die Getreidekost nicht zu rapide als Hauptkost zu nehmen: Es empfiehlt sich eine gewisse Vielfalt. Einseitigkeiten und Extreme in der Nahrungsauswahl führen fast immer zu seelischen Konflikten, da sie den natürlichen Werdegang eines Menschen nicht förderlich beeinflussen. Getreidekost benötigt, um verdaut zu werden, nicht nur ein vorübergehendes, sondern ein beständiges inneres Aktivsein.

Seelenstärke ist das Ergebnis von produktiv-schöpferischer Tätigkeit. Das

Bewußtsein kann durch das eigene Denken und Fühlen, das bestrebt ist, rein und inniglich zu werden, erzogen werden. Ähnlich wie bei der Muskulatur, die im Körper atrophiert, wenn sie nicht trainiert wird, ist es mit der Aktivität in den seelischen Bereichen. Man kann im Leben nicht aufhören, immer wieder gute Taten zu tun und die Gedanken in Liebe an die Mitmenschen zu senden. Zu dieser Aktivität, die immer mit wachender Umsicht und sorgfältiger Pflege der rechten Gedanken einhergeht, muß man sich jeden Tag von neuem aufschwingen. Bequemlichkeit und Trägheit belasten das Seelenleben und schwächen die innere Schöpferkraft. Ein Erwachsener verliert mit der Zeit seine jugendliche Impulsivität, seine unbefangene Tatkraft und die Energie seines Körpers. Den lebendigen Kräften folgen mit der Zeit die Kräfte der Weisheit. Weisheit und seelisches Leben gehören nahe zusammen. Wenn man im Leben sehr viel an sinnvoller Arbeit erledigt hat, so wird man in seinen späteren Jahren mit Weisheit belohnt. Streben nach Weisheit bedeutet mehr, als Bücher zu lesen. Durch Dienen, Liebe, Fürsorge, Güte, Toleranz und Achtsamkeit vor dem göttlich-geistigen Leben erwacht das hohe Licht der Weisheit, das in der Himmelssphäre der Seele leuchtet, als ein Geschenk des Himmels selbst.

Die Weisheit ist die Zufriedenheit des Erwachsenen und des älteren Menschen. Durch die schöpferisch-produktive Aktivität gelangt das Herz zum Geben und es empfängt den Lohn der Weisheit. Die unterschiedliche Auswahl der Nahrungsmittel entsprechend der individuellen Bedürfnisse des einzelnen kann den Körper über viele Jahre hinweg gesund erhalten. Doch der Körper wird ständig älter, und das Blut neigt mit den Jahren immer mehr zur Übersäuerung. Selbst die beste Nahrung kann dies auf Dauer nicht mehr aufhalten. Deshalb benötigt jeder Mensch die innere Ausrichtung zu einem höheren Leben, zu Gott. Der Glaube aus dem tiefen Herzen ist die Medizin, er ist die Kraft in allen Phasen, in einfachen wie sehr ernsten, er ist die seelische Stabilität und spendet das Vermögen zur heilenden Selbstüberwindung.

In den jüngeren Jahren ist das Leben meist sehr unkompliziert, da das Denken noch nicht zur Blüte erwacht ist. Die Seelenkräfte ruhen noch auf einer sehr unterschwelligen Ebene, der Körper ist in der Regel vital und geschmeidig. Mit dem Älterwerden kommen die Anforderungen, die an Leib und Seele zehren. Unweigerlich wird man im Dasein Situationen erleben, in denen man sehr ernsthaft nach Auswegen und Lösungen suchen muß. Die gesunde Ernährung bietet eine große Hilfe. Die Seele selbst aber, die ein heiliges Bestehen im innersten Menschenherzen hat, fordert nicht nur gesunde

Ernährung, sie fordert die Werte der Güte und Nächstenliebe, sie verlangt Opferbereitschaft und Tatkraft für höhere Ziele, sie mahnt zur Anerkennung und Verehrung eines geistigen Lebens. Jeder Mensch besitzt eine Seele und so sehnt sich insgeheim jeder nach diesen hohen Werten eines ethisch-moralischen Lebens. Je stärker diese von innen heraus kommende Aktivität gelebt wird, desto mehr führt sie zu Zufriedenheit im Herzen und damit in eine Gesundheit, die auf Harmonie und Einssein beruht. Dann kann das Getreide ohne Probleme verdaut werden.

Früher lebten die Menschen noch natürlicher. Die Ernährung warf keine Probleme auf, da man froh war, wenn man überhaupt etwas zu essen hatte. Heute ist die Bewußtseinshaltung unnatürlich und dadurch entstehen viele Probleme. Um all diesen Problemen nicht noch mehr Macht zuzugestehen, ist es notwendig, auf diese innigsten Bedürfnisse der Seele zu blicken und dadurch die Einordnung im Leben durch die Reinheit im Charakter neu zu gründen.

Das Verdauungssystem in seiner geistigen Bedeutung

Jedes Organ und jedes Organsystem erfüllt eine physische Aufgabe für den Körper und des weiteren eine feinere, unsichtbare Aufgabe für das Seelenleben. Diese unsichtbaren Aufgaben sind für den geistig suchenden Menschen sehr interessant. Es soll aber weniger ein detailliertes Wissen angeregt werden, sondern vielmehr eine tiefere Empfindung zu den Organen entstehen. Detailliertes Wissen würde nur unnötig zu einem komplizierten Denken führen. Eine Empfindung aber führt zur angenehmen Einkehr in die innere Welt – sie stärkt das gesamte Wahrnehmen, sie stärkt allgemein die Seelenkräfte von innen heraus.

Das Verdauungssystem befindet sich unterhalb des Herzens, der Lunge und des Zwerchfells. Es liegt in einer tiefen, verborgenen Region. Zum Verdauungssystem gehören der Magen, der Zwölffingerdarm mit Dünndarm und Dickdarm, die Bauchspeicheldrüse, die Leber als größte Drüse und auch die Milz. Mit der Leber ist die Gallenblase verbunden. All diese Organe, die dem Bewußtsein nicht direkt zugänglich sind, arbeiten nach einer konkreten, rhythmischen Ordnung. Dabei muß ich nun zwei verschiedene Rhythmen unterscheiden. Der erste Rhythmus hat eine direkte Verbindung zum Lauf der Gestirne. Der Lauf der Gestirne ist allgemein für die gesamte rhythmische Ordnung – wie Tag und Nacht, Sommer und Winter, Blühen und Welken, Wachsen und Vergehen – und vieles Weitere verantwortlich. Dieser Rhythmus, der vom astralen Meer der Gestirne ausgeht, führt auch bestimmte Organe. Das Herz-Kreislauf-System beispielsweise arbeitet nach Rhythmus, das Atemsystem arbeitet nach Rhythmus. In der Verdauung ist es hauptsächlich die Leber, die nach Rhythmus arbeitet. Im Leberrhythmus gibt es zwei Phasen: von drei Uhr nachmittags bis drei Uhr nachts findet vor allem der Kohlehydratstoffwechsel statt, die Resorption und Aufspeicherung von Zucker, und von drei Uhr nachts bis drei Uhr nachmittags werden die Eiweiße aufgebaut und verwertet. Von diesem Rhythmus her betrachtet ist es gut, abends nicht mehr zu viel Eiweiß zu essen, da es insgesamt nur ungünstig verwertet werden kann. Eiweiß sollte mehr am Morgen und Mittag gegessen werden. Wie man den Tag zum Arbeiten nutzt und die Nacht zum Schlafen, so sollte man sich auch in die Rhythmen des Stoffwechsels einfügen. Dadurch fördert man ein harmonisches Zusammenwirken der organischen Abläufe mit den gesamten Bedingungen der Umwelt.

Der Rhythmus, der von den Sternen ausgeht und bei uns die Uhrzeit und alle zeitlichen Abläufe bestimmt, ist der eine Rhythmus, der mehr oder weniger bekannt ist. Nun aber komme ich auf eine zweite Art von Rhythmus zu sprechen. Dieser zweite Rhythmus ist dem Bewußtsein allgemein weniger bekannt. Die Organe wie der Dünndarm und Dickdarm, aber auch die Bauchspeicheldrüse, der Magen und die Milz empfangen aus einer ganz anderen Region eine rhythmische, durchgestaltende Ordnung. Dieser Rhythmus ist von der Uhrzeit völlig unabhängig.

Betrachten wir hierfür das Vegetativum nun etwas sorgfältiger. Schnell macht sich das Vegetativum bemerkbar, wenn Angst und Sorge auftreten, und schnell versetzen die vegetativen Nerven das Verdauungssystem in Reaktionen. Das Vegetativum besteht aus Nervengeflechten und Zentren, die nicht vom Willen steuerbar sind. Deshalb wird es auch das autonome Nervensystem genannt. Die vegetativen Nerven, die eine lebenswichtige Aufgabe für den Körper erfüllen, arbeiten nach einem ganz konkreten Rhythmus. Und dieser Rhythmus ist, wie gesagt, nicht von der Uhrzeit oder der Sternenbahn abhängig, sondern hängt unmittelbar mit der Ebene der Beziehungen zu den Mitmenschen zusammen. Sensible Menschen reagieren mit ihrer Verdauung meist sehr leicht auf Umwelteinflüsse. Dies ist der Fall, da die vegetativen Nerven unmittelbar mit den Verdauungsorganen in Verbindung stehen. Die Reaktionen, die von der Verdauung her spürbar sind, kommen aber nicht primär aus ihr selbst, sondern von den vegetativen Einflüssen bzw. Reaktionen. Das Vegetativum ist bei jedem Menschen sehr unterschiedlich angelegt und hängt auch direkt mit einem früheren Leben zusammen. Gewisse Kräfte, gewisse Informationen sind aus einem früheren Leben in den vegetativen Nerven aufgespeichert. Und so kommt es, daß jeder Mensch in anderer Weise auf die Umwelt reagiert und ganz unterschiedlich vor den verschiedensten Dingen der Welt Angst hat. Die Ängste beeinflussen das Leben, sie machen es schwankend, rauben Kraft und führen oftmals zu irrationalen Handlungen. All dies stammt aus den vegetativen Nerven, aus den Kräften, die in diesen Nervenbahnen aufgespeichert sind. Das Verdauungssystem ist von den vegetativen Nerven nicht zu trennen. All die Organe, die in der Tiefe des Bauchraums gelagert sind, haben eine Verbindung zu Nervengeflechten im Bauchraum, die einer autonomen Steuerung unterliegen. Niemand kann beispielsweise selbst die Abläufe im Dünndarm bestimmen. Diese Abläufe unterliegen eigenen Rhythmen und sind dem Willen des Menschen nicht zugänglich. Und doch arbeitet in diesen Organen eine konkrete ordnende Kraft und bestimmt die Vorgänge auf intelligente Art und Weise – jene Vorgänge, die stattfinden sollen und müssen.

Um diese Gesetze zu erfahren, müssen wir den Blick nun wieder weglenken von den leiblich-physiologischen Abläufen und auf das menschliche Miteinander blicken. Das Verdauungssystem ist das eigentliche Kommunikationssystem des Menschen. Das kommunikative Leben hat eine sichtbare äußere Form in der Sprache und den Gesten, und eine innere unsichtbare Form, die sich zwar auf vielfältige Weise bemerkbar macht, dem Bewußtsein aber in der Regel verborgen bleibt. Wieviele Begegnungen hat man täglich, wieviel spricht man täglich, wieviel nimmt man täglich bewußt und unbewußt von seiten der Mitmenschen wahr? Beobachtet man sich selbst, so wird man bemerken, daß das eigene Begegnungs- und Gesprächsleben oftmals ein buntes Durcheinander ist. Je ungeordneter es ist, desto ungeordneter wird auch der Verdauungsrhythmus. Er wird vielfältig und durcheinander, wie es eben der äußeren Kommunikation entspricht. Setzt man sich nun ruhig zu Tisch, kaut das Essen gut und widmet ihm Zeit, so kann man vieles, was man täglich an rhythmischen Störungen aufnimmt, dadurch wiedergutmachen.

Allgemein gilt aber: Besteht im äußeren Leben, das immer eine Verbindung zum kommunikativen Leben hat, Unruhe und ein gewisses Getriebensein, so wird man auch beim Essen unruhig sein. Man wird nicht richtig kauen und sich dem Essen nicht mit innerer Anteilnahme und Hingabe widmen. So ist es allgemein wichtig, in diesen zweiten Rhythmus eine gewisse Ordnung zu bringen. All die Begegnungen, die man tagtäglich hat, sind kein Zufallsprodukt. Sie unterliegen einer weisen, intelligenten Führung aus dem Geiste. Diese Führung ist wie Tag und Nacht; sie ist wohlgeordnet und auf die Stunde genau berechnet. Soll eine Begegnung stattfinden, so wird sie durch diese Führung genau zur entsprechenden Zeit eintreten. Jede Minute führen höhere Weisheitskräfte das Leben – sie führen die Menschen zueinander, sie führen die Menschen auseinander. Weise Führung im Leben wird immer zu jenen Begegnungen führen, die für die Entwicklung sinnvoll und wichtig sind. Mann und Frau werden sich zur rechten Zeit finden, Freunde und Gleichgesinnte begegnen sich, wenn die Zeit reif ist. Es ist wirklich eine höhere Macht, die überall im Begegnungs- und Kommunikationsleben waltet.

So lebt in diesem Geschehen auf natürliche Weise ein geordneter Rhythmus. Wie das Herz nach Rhythmus schlägt, so arbeitet das Begegnungsleben rhythmisch und wohlgeordnet. Woher kommt aber nun die Disharmonie, woher kommen die vielfältigen Störungen, die sich über das Vegetativum hinaus ausbreiten und schließlich im Verdauungssystem lokalisieren? Diesen Feind sollte man unbedingt genau kennenlernen, um ihm schließlich auf rechte Weise entgegnen zu können. Der Feind kommt aus dem Menschen selbst. Er heißt Egoismus und trägt ein dunkles Gewand mit dunkler Mütze. Um ihn zu sehen, muß man den Blick etwas tiefer lenken, hinter die sichtbare Schwelle des Kommunikationslebens. Obwohl es die Worte und Gesten sind, die die Kommunikation im allgemeinen bestimmen, ist es noch wichtiger, unmittelbar die innere Haltung und die Ehrlichkeit der Begegnung zu empfinden und zu spüren. Man beobachte sich selbst, seine Absichten und Motivationen, und auch andere Menschen, mit welchen Absichten sie sich treffen. Wie oft greift man doch durch sein eigenes Wollen in die natürliche Begegnung mit dem anderen Menschen ein und stört damit die natürliche Kommunikation. Eigenes Begehren hat in der Begegnung mit anderen eine sehr störende Wirkung. So soll erkannt werden, wie sich das Begehren in das Begegnungsleben einmischt; damit erkennt man seinen eigenen Egoismus. Durch diese Selbsterkenntnis wird allgemein ein natürlicher Rhythmus gefördert. Dieser Rhythmus ist heilsam – sowohl für die Seele als auch für den Körper.

Auf die folgende Art von eigennützigem Begehren möchte ich besonders aufmerksam machen. Der andere wird aufgesucht mit der so versteckten Motivation, ihn mit der eigenen Meinung zu betrauen, ihn zu verändern, ihn an die eigene Seite zu binden und in seiner Freiheit einzuschränken. Der eigene Wunsch wird versteckt in die Worte, die man spricht, hineingemischt. Durch das eigene Begehren, das eigene Wünschen und Wollen, möchte man in die Natur des anderen eingreifen. Man beobachte sich selbst und andere; wie weit ist diese schlimme, verführende Macht der Begierde ausgebreitet. Sie ist die Hauptursache von Schwäche im Verdauungssystem, sie führt zu vielen Störungen in den unteren Organen.

Diese Worte sollen nicht dazu genommen werden, um bei anderen zu forschen und auch nicht, um in ethisch-moralischer Hinsicht andere zu werten und zu beurteilen. All dies, was ich über das Verdauungssystem anführe, dient dem Bewußtwerden. Indem man sich des Verdauungssystems auf dieser Seelenebene bewußt wird, wird man sich eines Teils bewußt, der sonst vielleicht im Verborgenen liegt. Das Ziel des Lebens ist Reinheit – Reinheit in allen Handlungen, Reinheit in Gedanken, Reinheit im gesamten Miteinander. Jede Bestrebung, die zur Reinheit führt, führt näher zum göttlichen Leben. Jede ehrliche Absicht führt zu einem geordneten Miteinander und stärkt allgemein das ganze Leben. In diesem Sinne hat jeder einzelne eine unendliche Vielfalt an Möglichkeiten.

Vortrag vom 7. März 1992

Praktische Hinweise für die Küche und die Zubereitung der Nahrung

Die Küche ist ein wunderbarer Ort. Der Herd steht zur Verfügung, die Kochtöpfe sind in den Regalen, die Kochlöffel in der Schublade. Alles liegt an seinem Platz. Fühlen Sie sich niemals als Besitzer der Küche. Fühlen Sie sich vielmehr wie ein Gast, der zum Kochen eingeladen ist. Die Geräte in der Küche wie auch die Nahrungsmittel, die zubereitet werden, sind nicht Ihr Eigentum. Sie stehen nur für eine vorübergehende Zeit zur Verfügung. Bewahren Sie diese achtsame Haltung mit innerem Bewußtsein. Dann werden Sie die Nahrung mit Phantasie und reinen Gedanken bereiten können.

Das Feuer des Gasherdes kocht den Reis und das Gemüse. Das Brot geht durch den Sauerteig auf. Das Aroma der Gewürze führt die feinere Abschmeckung der Speisen herbei. Nach dem Kochprozeß quellen die Speisen, und das volle Korn schlüsselt sich dadurch noch besser auf. All diese Prozesse laufen entsprechend einer natürlichen Ordnung ab. Sie werden durch die dienenden Hände des Kochs zur rechten Zeit in Bewegung gesetzt. Die Aufmerksamkeit für die zu verrichtenden Arbeiten ist von Liebe begleitet. Das Kochen ist eine künstlerische, produktive Tätigkeit. Es ist eine Arbeit mit Seele und erfordert die Kraft, die Nahrung nicht in Besitz zu nehmen, sondern sie mit der Weisheit eines Gastgebers der Hitze und dem Wasser zu übergeben, so daß die Elemente für sich arbeiten können und sich das Essen nicht aus der persönlichen, sondern aus der göttlichen Fügung bereitet.

Wie wichtig die Seelenhaltung ist, kann an einem sehr schönen Beispiel erklärt werden. Es gibt Phasen, da gelingt das Backen wunderbar. Obwohl man sich vielleicht gar nicht an die vorgegebenen Zeiten hält, wird das Brot knusprig und locker. Dann aber gibt es auch jene oftmals so schwer verständlichen Backergebnisse, die wiederholt und phasenweise auftreten. Das Brot wird sauer oder hart, teigig oder rauh. Nicht immer läßt sich die Erklärung dafür in der Art der Teigbereitung oder des Backvorganges finden.

Ein Seminarleiter, der einen Wochenendkurs zum Erlernen des Brotbackens angeboten hatte, begann einige Tage zuvor mit den Vorbereitungen. Mit Hilfe des Backferments bereitete er am Montag einen Teig; er wog hierfür die Zutaten genau ab und hielt sorgfältig die Zeiten der Säuerung ein. Das Brot wollte nicht aufgehen. Es wurde hart wie Stein.

Am Dienstag bereitete er wieder einen Teig; die Zeiten und Zutaten wählte er diesmal etwas anders. Das Brot aber wollte nicht gehen. Es wurde wieder hart wie Stein.

Am Mittwoch übte er ein weiteres Mal. Wieder aber wurde das Brot hart wie Stein. Schließlich wechselte er sogar das Backferment aus und bereitete am Donnerstag einen neuen Teig. Es war für ihn nun wirklich deprimierend, als er das harte Brot aus dem Ofen nahm. Das Wochenende rückte näher und schließlich mußte er die Teilnehmer doch das Brotbacken lehren. Mit Aufregung und Achtsamkeit, Hoffnung und Bescheidenheit begann er seinen Unterricht. Das Brot, das gebacken wurde, ging auf – es war leicht, süß und bekömmlich. Der Seminarleiter erkannte, daß er mit seinem eigenen Willen das Brot nicht zum Aufgehen bringen konnte. Der Wille sollte sich eben nicht zu sehr in die Kochprozesse einmischen. Wenn Sie dies verstehen, können Sie die Speisen in einer bewußten Reinheit, in Achtsamkeit und in natürlicher Ordnung bereiten. Kochen Sie mit Freude. Die Möglichkeiten sind vielfältig, denn das Gebiet des Kochens ist unerschöpflich.

Aber auch Wissen und Weisheit sind für die Bereitung von Speisen notwendig. Es kommt dabei nicht darauf an, die genauen Werte des Vitamin- und Mineralstoff-, allgemein des Nährgehaltes zu kennen. Wissen bedeutet Fühlen. Es kommt aus der verantwortungsbewußten Auseinandersetzung mit der Materie. Lesen Sie keine Bücher, in denen die Ernährung einseitig auf der Grundlage einer materialistischen Zielsetzung dargestellt wird. Setzen Sie sich konkret und rational mit den einzelnen Nahrungsmitteln auseinander. Studieren Sie die Natur, und Sie werden die liebliche Ausdruckskraft ihrer Stimme empfangen. Wie jede Kunst, so reift auch die Kunst des Kochens.

Für die meisten Menschen bedeuten Rezepte eine Sicherheit in der Küche. Gerade aber mit Rezepten, die nach bestimmten Richtlinien erstellt sind, verliert sich die natürliche Phantasie und auch der Mut, neue Möglichkeiten zu erproben. Stellen Sie sich doch einmal die Situation vor, Sie sind in einer großen Küche und erhalten den Auftrag, für zwanzig Personen ein Mahl zu bereiten. Das Gericht können Sie selber bestimmen. Nachdem Sie Küche und Speisekammer inspiziert haben, stellen Sie fest, daß nur einige Getreidesorten vorrätig sind und im Kühlschrank ein paar Karotten. Nun, was machen Sie? Ich hoffe, Sie verlieren nicht gleich den Kopf und laufen zum nächsten Krämer, um einzukaufen. Der Zustand, wenig zu haben, ist ein herrlicher Zustand. In solchen Situationen kann man seine Phantasie und Schöpferkraft am besten entfalten.

Das tiefe Hinabstürzen des Bewußtseins in die Materie und die Entwicklung der rechten Aktivität zur Befreiung

Die Welt ist Erscheinung. Der menschliche Körper ist das Produkt des Denkens. Die Atome, die kleinsten Bestandteile der Materie, existieren durch die Verdichtung des Lichts. Das Licht ist die geistige Quelle, die von außerirdischer Dimension kommt und sich durch die Wesensmächte der Bindung auf der Erde zu kleinsten Partikeln und gröberen Stoffen verbindet. In Verbindung mit diesem Verdichtungsprozeß steht die Art und Weise des menschlichen Denkens. Dieses Denken ist die Summe von gleichartigen Wesensmächten, die unter der Führung des Engels Luzifer stehen. Die luziferische Macht ist die geistige Kraft, die von der Urseele des verbannten Engels ausströmt und das Bewußtsein des Menschen besetzt. Ja, es ist der Engel Luzifer, der ehemals vom Engel Michael in die Tiefe der Materie verbannt wurde. Seine Macht hat die Kraft, das menschliche Bewußtsein aus der unendlichen Weite des Geistigen zu stürzen und Begrenzungen wie Raum und Zeit zu schaffen. Der Engel dient nicht dem geistigen Lebensauftrag, sondern der Erde. Er verdunkelt die Sinne mit dem Schleier der Unwissenheit.

Der Sturz Luzifers in die Welt der Erde geschah vor 5000 bis 8000 Jahren. Dadurch entstanden Raum und Zeit, es entstand für die menschliche Wahrnehmung die Welt, indem sie durch das Denken in das Bewußtsein eintrat. Mit diesem Bewußtsein aber kamen Begrenzung, Enge und Isolation auf.

Das Bildnis Luzifers, der vom Erzengel Michael in die Tiefe gestürzt wurde, zeugt von dem damaligen realen Geschehen. Die gesamte Menschheit befand sich früher in einem sehr unpersönlichen Bewußtseinszustand. Die Menschen betrachteten den Körper nicht als ihr Eigentum. Ihr ganzer Besitz war ein geistiger Schatz, da sie sich zu der übersinnlichen Welt zugehörig empfanden. Das ganz reale Denken, wie wir es heute haben, war bei den Menschen früherer Zeiten gar nicht ausgeprägt, und auch das Selbstbewußtsein, wie es in unserer Kulturepoche natürlich gegeben ist, fehlte den Menschen der Vergangenheit. Dafür aber empfanden diese in der Weite des Kosmos fühlenden Menschen die Verbindung zu den höheren Schöpfungsmächten. Aus dem Himmelreich der übersinnlichen Welt des Geistes wurde der ehemals hohe Erzengel Luzifer wegen seiner Machtbestrebung, auf dem Thron Gottes sitzen zu wollen, von Michael, dem treuen Engel Gottes, verbannt. Die Tat begann im Geiste und führte zu dem Verdichtungsprozeß auf der Erde. Er brachte das Licht in Form und Farbe, er erschuf das Bewußtsein der Begrenzung von Subjekt und Objekt, von Mein und Dein, vom eigenen Ich und dem Ich des anderen. Die Tore des Himmels schlossen sich, als das Bewußtsein des Menschen sich damals der Erde, des Körpers und der Erscheinungen gewahr wurde. Das individuelle, das persönliche Leben erwachte.

Versteht nun, welche Aussage ich damit an die Seele heranführe. Das Bewußtsein ist sich heute des Geistes und der Unendlichkeit nicht mehr bewußt, es lebt nicht mehr ausgegossen im kosmischen Raum weiter. Die Materie dominiert, und damit existieren Raum und Zeit. Aus den Höhen der übersinnlichen Welten ist das Bewußtsein in die Welt der Verdichtung herabgestiegen. Heute identifiziert sich der Mensch mit seinem Körper. Er besitzt, bedingt durch diese Illusion, ein persönliches, ihm scheinbar eigenes Leben.

Im Gemüte eines jeden Menschen liegt die beständige Versuchung, noch weiter und tiefer in die Welt der Materie einzutauchen. Die Wünsche sind die treibenden Kräfte, die wie ein loderndes Feuer das Holz ergreifen und verbrennen, die immerfort in der Drangsal ihrer Natur das Leben ins Irdische treiben. Dieses Feuer ist nichts anderes als die Begierde, welche immer auf der Suche nach Reizen ist, nach Befriedigung und Erfolg. Ständig lebt der feurige Wunsch im Gemüte, der sich immer tiefer in die Welt der Materie hineingraben möchte.

Die Wünsche sind eines jeden Menschen Eigentum. Sie entspringen dem Körper mit seiner Organwelt. Das Herz, die Leber, die Lunge und die Nieren sind die physischen Träger, die die Einflüsse aus dem kosmisch-astralen Raum empfangend verarbeiten. Sie sind das leiblich Innere des Menschen. Die Organe strahlen intensiv auf das Bewußtsein ein und beeinflussen dadurch das Denken, das Fühlen und den Willen. Je stärker ihre Strahlkraft wird, desto intensiver schwingt das gesamte Nervensystem, und dieses System ist wiederum verantwortlich für das Wunschleben. Die Nerven der Menschen in unserer Zeit sind empfindlicher als früher. Sie unterliegen den differenzierten Einflüssen der eigenen Organe. Die Strahlkräfte der Organe, die eine kosmische Bedeutung haben, überlagern das Nervensystem in zunehmendem Maße. Dadurch droht der Mensch immer weiter und tiefer in die Materie abzustürzen. Die gesamte innere Leiblichkeit ist auf diese Weise die eigene Versuchung selbst, sie kommt von innen, von den Wünschen, die aus den Organen strahlen und irdisches Glück und irdische Macht erreichen wollen. Das Innere des Leibes ist die Begierde, die nicht gerne schläft, sondern, wie es ihrem unruhigen Wesen entspricht, jede nur erdenkliche Minute zu weiterer Verführung und Macht nutzen möchte. Die größte Gefahr in unserer Zeit ist für den Menschen dann gegeben, wenn er sich immer um sich selbst und sein leibliches Wohlergehen kümmert. Dadurch versinkt das Bewußtsein immer tiefer in der Materie.

Die Pflanzen, die Bäume des Waldes, die Gräser auf den Wiesen und die Blumen im Garten sind begierdelos, sie sind von ihrer Natur her rein und damit frei. Es ist ein wesentlicher Unterschied zwischen der Wesenheit der Pflanzen und den Wesen, die einen Blutkreislauf mit rotem Blut besitzen. Dieses Blut, das in den Organen und Gefäßen zirkuliert, ist nur Tieren und Menschen eigen. Mit dem Blut, das im Fleische lebt und arbeitet, entsteht das Begierdeleben. Die Pflanzen sind rein, die Menschen tragen eine Anlage in ihren Organen und damit im Leibe, die sie unrein macht. Gleichzeitig aber trägt jeder Mensch in sich die Fähigkeit zu Vernunft und Erkenntnis. Die Erkenntnis ist jene höhere Blüte, die über die leiblichen Kräfte und Mächte hinausragt. Diese großartige Fähigkeit, die ein himmlisches Geschenk ist, ermöglicht die Freiheit. Durch sie werden die Geheimnisse des Lebens erschaut, durch sie wird das eigene Begierdeleben erkannt. Das ist der Beginn der Selbstverwirklichung. Sie beginnt in der subtilen Herzenserkenntnis, daß alles Leben, wie es in seiner Form gegeben ist, ein vergängliches Leben ist, das mit dem Tod einmal enden muß. All die Wünsche, Sehnsüchte und Erfolgsabsichten, all das Suchen nach weiteren Reizen und deren Befriedigung sind der Ausdruck des Begehrens. Diese Illusionen in der eigenen Seele zu erkennen ist wirkliche Selbsterkenntnis. Sie führt zum Tor eines neuen, höheren Friedens. Früher hatten die Menschen die natürliche Empfindung, daß Gott über all den Lebensbedingungen herrscht, daß alle Ereignisse gewollt und alle Erscheinungen von göttlicher Kraft beseelt sind. Heute fehlt diese natürliche Empfindung, und das Gemüt wird von den Wünschen nach persönlichem Gewinn geleitet. Die Selbsterkenntnis ist der Schritt zur Freiheit. Er führt weit auf die Bergeshöhe der Nächstenliebe, und bereitet damit den gesamten weiteren Weg zum Einswerden mit dem unendlichen Leben im Geiste. Wie herrlich ist diese Erkenntnis, die im Selbst beginnt und die das belastende Wesen der Begierdenwelt erschaut. Jedem wünsche ich dieses Vermögen, daß er die Kraft findet, sich selbst im Begierdenstrom zu sehen und sich damit eingestehen zu können, daß alle leibliche Plage keine wirkliche Macht in sich hat. Auf die Selbsterkenntnis erfolgt das Loslassen des niederen Selbst und auf diesen Schritt hin erwacht das geistige Leben in der stillen Blüte eines reinen Herzens.

Wirkliche Vernunft ist das Ergebnis von innerer, schöpferischer Arbeit. Die Vernunft erfordert eine vorhergehende Entscheidung. Auf zweierlei Weise kann eine Entscheidung zur Arbeit getroffen werden. Sie kann durch den drängenden Strom und Druck des Leibes, der sehnsüchtig nach Reizbefriedigung und gemütshafter Erfüllung sucht, angeregt sein. Damit bleibt aber die gesamte Arbeit und das Ergebnis der Arbeit an das niedere Ich-Leben gebunden. Man könnte es auch anders ausdrücken. Folgt man den drängenden Wünschen des Körpers, des Gemüts und des gewöhnlichen, an die Sinnesobjekte gebundenen Denkens, so bleibt die Seele an das eigene Fleisch und Blut gebunden. Gerade in den religiösen Schriften wird sehr viel von dem Blute gesprochen. Es ist das Leben im Ich, aber auch der Ausdruck der Bindung der Seele an den Körper. Folgt man diesen drängenden Impulsen, die aus der Welt des Leibes herausströmen, so wird man keine befreiende Erlösung erfahren können. Die Selbstfindung und Selbstverwirklichung erfordert die zweite Art der Entscheidung. Diese ist aus der Erkenntnis geboren, die nichts zu tun hat mit dem eigenen Fleisch und Blut, also frei ist von den subjektiven eigenen Bedürfnissen und Wünschen und die ein objektives Ziel verfolgt. Diese zweite Art der Entscheidung erfordert eine schöpferische Aktivität von innen heraus. Die Blüte der Seele ist von ihrem Ursprung her rein, sie war immer rein und wird immer rein bleiben. Die Seele lebt im Licht und hat nichts zu tun mit dem Fleisch und Blut des Körpers. Die Entscheidung aus der Seele ist der Glaube. Der Glaube ist die Seele und der Glaube ist Kraft. Der Glaube ist mit Entscheidungen verbunden und Entscheidungen kommen aus den Erkenntnissen zum Leben.

Die erste Art der Entscheidung führt zu Bindung, zu nehmender Haltung, zu Sinnlichkeit, zu Leiden und Krankheit. Die zweite Art der Entscheidung dagegen führt zu immer weiter werdendem Bewußtsein, zu Offenheit für andere Menschen, zu Verstehen und Nächstenliebe. Eine heilsame Quelle liegt in den Entscheidungen, die aus dem Lichte der Erkenntnis stammen.

Um das bisher Gesagte in praktischer Form zu betrachten, komme ich wieder auf das Thema der Ernährung und der gebenden Natur des Menschen zurück. Das gebende Leben ist frei von der sinnlichen Welt, es ist die stille Blume, die im Menschenherzen durch die religiöse Achtsamkeit und Nächstenliebe geboren wird. Sie hat nichts mit dem Leib und dem physischen

Herzen zu tun, sie ist frei von aller irdischen Schwere, frei von Fleisch und Blut. Wohlgemerkt aber muß diese gebende Kraft im Menschen durch ständige Läuterung des Charakters und religiöse Hinwendung erst aus der Gnade des Geistes geboren werden.

Um die Ernährung, den Umgang mit Nahrungsmitteln und die Natur der Nahrungsmittel verstehen zu lernen, benötigt man eine aufmerksame Beobachtungsgabe und vor allem Liebe zum gesamten Pflanzenreich, zum Tierreich und zu all dem, was man ißt. Die Liebe ist der himmlische Schatz, der durch die Reinheit des Charakters zuteil wird. Die Erkenntnisse, wie auch das praktische Verstehen, das mit einem natürlichen Gefühl zur Sache verbunden ist, sind das Ergebnis der eigenen schöpferischen Tätigkeit. Wie ich gesagt habe, müssen die Entscheidungen aus der Vernunft, der reifen Erkenntnis des Herzens stammen. Das eigene subjektive Wunschleben, das gewöhnlich das ganze Gemüt regiert, führt, wenn es ausgelebt wird, zu einer äußeren Reizbefriedigung, zu einem Essen, das man eher als Naschhaftigkeit, Schwelgen, Genußsucht, bequemes und gemütliches Essen bezeichnen kann. Manchmal ist auch das Essen mit dem Wunsch verbunden, sich etwas besonders Gutes einzuverleiben. Die Wünsche des Gemütes sind vielschichtig und bestimmen die Beziehung zum Essen, zur Zubereitung und zur Auswahl. Sie bestimmen sie und machen das ganze Gebiet der Ernährung zu einem nehmenden Ackerboden. Die gebende Wesensseite der menschlichen Seele ist die lichte, reine Welt, die durch die Hinwendung zum höheren Selbst in religiöser Achtsamkeit und Nächstenliebe zu den Mitmenschen erwacht. Um diese große Blüte im Herzen zu erwecken, muß man sein Denken reinigen. Auf dem Gebiet der Ernährung bedeutet dies nicht ein Komplizierterwerden, sondern eine wunderbare Vereinfachung. Das komplizierte Denken kann nicht zu den Wahrheiten des Lebens vordringen, es entspringt dem leeren Geist und einem armen Herzen. Wenn man zu sehr in Wissensgebiete ausholt und sich zu eingehend um die Wirkungen der einzelnen Nahrungsmittel auf das leibliche Wohlergehen kümmert, wird man irgendwann einmal nicht mehr wissen, was man essen soll. Jedes einzelne Produkt hat sein Für und Wider. Eine wirklich optimale Lösung kann auf dem Gebiet der Ernährung durch die Auswahl gar nicht gefunden werden. Man stelle sich einmal die Situation in einem Gasthaus vor. Man ist dort eingekehrt und liest die Speisekarte. Auf dieser steht eine Auswahl von Gerichten, die man kennt und auch eine Anzahl von Gerichten, die neu sind. Der Wirt kommt und möchte die Bestellung aufnehmen. Nun ist man unschlüssig, ob man zu einem bekannten oder zu einem unbekannten Gericht greifen soll. Des weiteren weiß man nicht, ob die Speisen auch gut zubereitet sind. Diese Dinge weiß man vorher nicht. Man kann sich zwar durch den Wirt beraten lassen, aber das Essen wird immer eine Überraschung sein.

Man stellt sich die Frage, warum man denn so wenig über all dasjenige weiß, das in Kürze auf das Gemüt zukommt. Die Frage läßt sich sehr einfach beantworten. Der Mensch ist gewohnt, nur innerhalb einer Begrenzung zu denken. Das Denken aber benötigt Licht, es benötigt Weite und Leichtigkeit.

Die Begrenzung im Denken entsteht in diesem Fall durch die Tatsache, daß man nur an das Essen und an sein persönliches Wohlergehen denkt. Es ist eine allgemeine Wahrheit, daß man bei dem Gedanken an das Essen immer das angenehme, befriedigende Gefühl am Gaumen und im Bauche im Sinn hat. Man denkt an das Brot und die Marmelade, denkt an Vitalstoffe im Gemüse und daran, ob die Menge auch wirklich ausreicht. Die Gedanken laufen eiligen Schrittes durch die Ernährungsprinzipien, und die Gefühle gleiten wechselnd von pikanten zu süßen Gelüsten. Das geistige Brot, das mit all der Nahrung, mit dem gesamten Leben und allem, was der Mensch erhält, gegeben ist, vergißt man in der Fülle der Gedanken und Gefühle.

Denkt man primär nicht an sein eigenes Wohlergehen, das man bei der Nahrungsaufnahme erhalten kann, sondern an den Gastgeber, den Wirt, und an das Gasthaus und gestaltet sich damit ein lebendiges Bild in der Seele, so wird man ganz andere Empfindungen wachrufen. Die Aufmerksamkeit wird von den eigenen Bedürfnissen weggelenkt und gleitet hinüber zu den anderen. Die Augen werden durch diese Art der Aufmerksamkeit schauend, sie nehmen Tatsachen wahr, die vorher verhüllt waren. Durch das Denken an andere und durch das Betrachten objektiver Vorgänge öffnet sich das Empfindungsleben, das der Seele nahe steht. Die Seele weiß immer, ob das betreffende Essen gut oder schlecht ist. Der Mensch aber möchte es durch seinen Verstand ergründen, er möchte für sich selbst, für sein persönliches Wissen oder sein Wohlergehen die Dinge mit dem Verstande begreifen. Das ist die nehmende Haltung, die an den eigenen Blutrhythmus bindet. Die gebende Wesenskraft, die aus der höheren Quelle des Geistes die Seele vom Körper loslöst und Dankbarkeit und Frieden spendet, wird durch das Denken an andere zuteil. Sie schenkt Wissen, Zuversicht und höhere Freude. Sie ist das Licht der Seele selbst. Der Heilige Franziskus von Assisi lud um 1200 die Heilige Klara von Florenz ein. Sie bereiteten ein großes Mahl, deckten im Freien auf der Wiese die Tafel. Zu Beginn des Mahles hielt Franziskus eine liebliche Ansprache. Seine Worte waren erfüllt mit demütiger, dankbarer und frommer Geisteskraft. Die Anwesenden lauschten der segensvollen Stimme, so daß sie die physischen Speisen über dem Segen der Worte vergaßen.

Heute lebt das ganze Bewußtsein des Menschen tief in intellektuellen, einseitigen Denkvorstellungen. Man glaubt tatsächlich, man könne von der physischen Seite der Ernährung in die unbegrenzten Ebenen des Geistes emporsteigen. Die Auswahl der Nahrungsmittel ist der unwichtigste Faktor der gesamten Ernährungsweise. Wichtiger ist die reine Beziehung zum Essen und die Liebe zur Schöpfung. Alle Nahrungsmittel sind durch das Licht der Sonne gewachsen. Dies ist das eine Licht, das immerfort leuchtet, und dies ist das gleiche Licht, das nicht von der Erde geboren ist. Das Denken benötigt die Weite, um zu den Mitmenschen hinüberzugehen und den anderen zu sehen, den anderen zu erkennen, den anderen zu verstehen. Ebenso ist es mit dem Fühlen. Das Innerste des Herzens ist der geistige Ort, in dem das reine Fühlen auf stille Weise ruht. Um dorthin zu gelangen, muß man seine eigenen Wünsche und Bedürfnisse zurückstellen und auf weiterer Ebene den Sinn für das Schöpferische, für das Lebendige in den Erscheinungen erwachen lassen. Das Denken wird durch diese Art der Aufmerksamkeit nicht komplizierter, sondern praktisch, einfach und lebensnah. Die Gefühle verwandeln sich in seelennahe Empfindungen, die sich wie eine innere Blume still und regungslos verkünden. Wie groß ist doch mein Anliegen, daß sich jeder einzelne in seinem Denken und Fühlen, das noch der Bindung unterliegt, öffnet, indem er seine eigenen Wünsche nicht ernst nimmt. Das Geben und die Dankbarkeit warten darauf, das Bewußtsein von innen heraus zu erfüllen.

Grundsätzlich ist das ganze Dasein mit den gestellten Bedingungen nicht kompliziert. All die Kräfte, die den Wesensmächten der Verführung entspringen und das Leben komplizieren, das Denken anstrengend und das Gemüt unruhig machen, sind die Summe des eigenen Habenwollens. Sie stören die bekannte Ordnung und hindern die Seele, in die Einheit Gottes überzugehen.

Das geistige Leben ist wie der Anfang im Ende und wie das Ende im Anfang. Dieses Leben ist das eine und gleiche Leben. Das Denken ist gegeben, um für andere zu denken. Das Fühlen ist gegeben, um die Zusammenhänge der Welt durch schöpferisches Erkraften zu erfühlen. Der Wille ist gegeben, um tatkräftig im Sinne der Mitmenschen und des Gemeinwohls zu dienen. Die reinen Seelenkräfte sind die Brücke zum Geben im Geiste der immergrünen Pflanze der Liebe und Dankbarkeit. Es gibt kein Leben in der Gebundenheit des Nehmens. Das ist nur die Illusion Luzifers. Das Leben in der Realität existiert im Geiste und wird immer im Geiste, im Reich der unendlichen Freiheit bleiben.

Zeichnungen zu den sieben Getreidearten

Verstehen Sie bitte die Zeichnungen von den einzelnen Getreidesorten nicht zu sehr von ihrem Nutzwert. Die oberste Eigenschaft hat sehr wenig mit den Inhaltsstoffen der einzelnen Sorte zu tun. Die lebendige geistige Dimension, die über dem Getreide strahlt, schenkt dem Menschen die Liebe, die Religion, das Vertrauen, die Meditation, die gebende Kraft, das Wissen und das Licht. Dies sind alles geistige Eigenschaften, die nichts mit den Stoffen der Materie zu tun haben. Die Getreideähren sind ein Sinnbild für diese hohen, aus dem außerirdischen Reich entspringenden Ströme. Sie sind für den Menschen eine heilsame Quelle. Wer das Getreide ißt, der nimmt diese Nahrung, über der eine göttliche Hand webt, zu sich. Er nimmt aber auch die Grundlage zur Bewußtseinsentwicklung und Temperamentsbildung zu sich. Jedes Getreide wirkt auf spezifische Weise auf das Denken, auf das Fühlen und den Willen. Unterschiedlich werden die Organe angesprochen. Schließlich benötigt der Körper auch die physische Nahrung. In den Getreidesorten befinden sich Eiweiße, Fette, Kohlenhydrate, B-Vitamine und Mineralien in unterschiedlichen Mengenverhältnissen.

Hafer

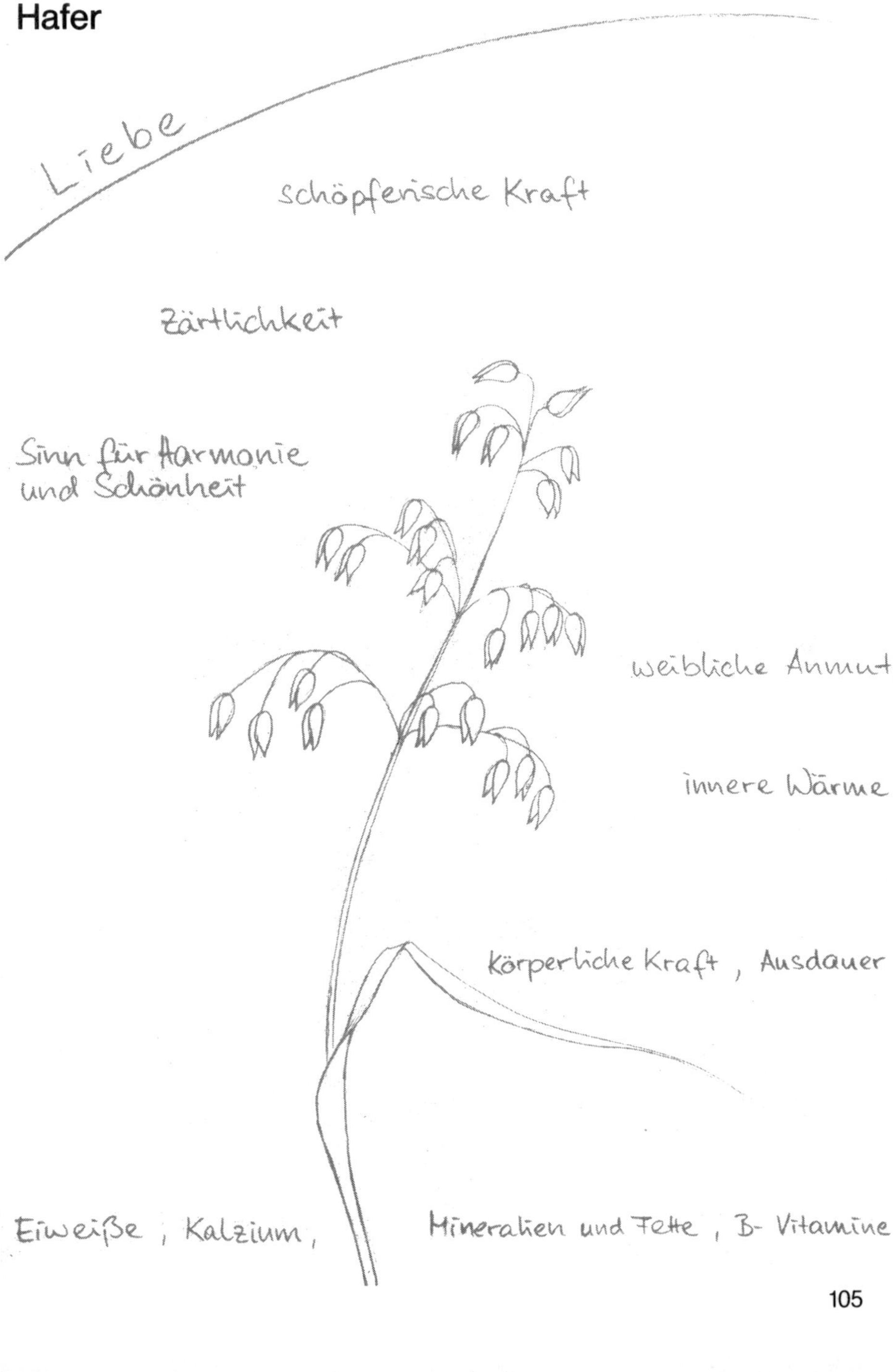
Liebe
schöpferische Kraft
Zärtlichkeit
Sinn für Harmonie und Schönheit
weibliche Anmut
innere Wärme
Körperliche Kraft, Ausdauer
Eiweiße, Kalzium, Mineralien und Fette, B-Vitamine

Weizen

hohe Kraft des Gebens

Lichtkraft

sensibles Denken
sensibles Fühlen
sonniges Herz

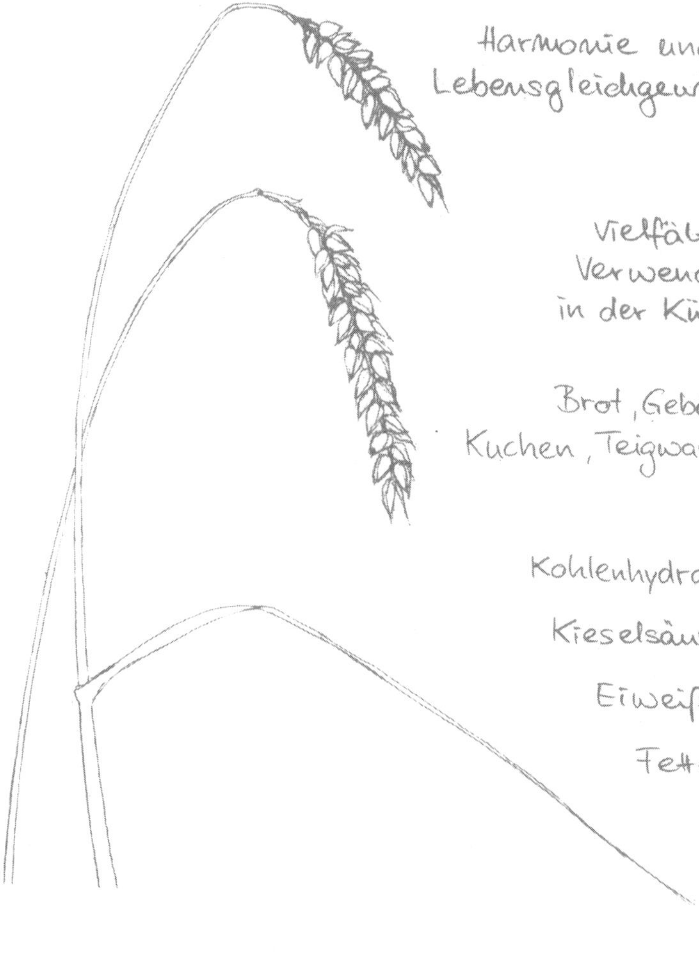

Harmonie und
Lebensgleichgewicht

Vielfältige
Verwendung
in der Küche

Brot, Gebäck
Kuchen, Teigwaren

Kohlenhydrate

Kieselsäure

Eiweiße

Fette

Hirse

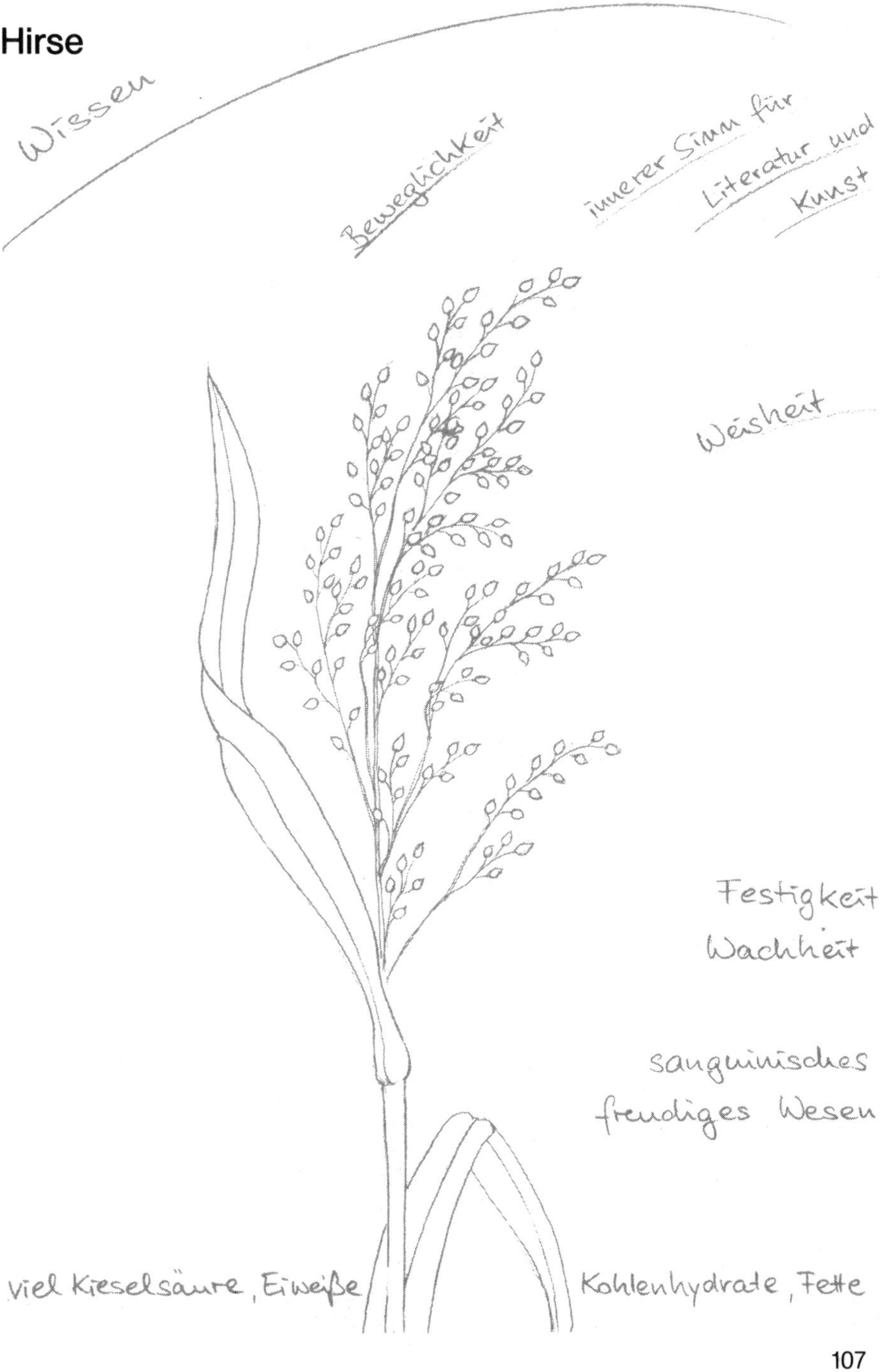
Wissen
Beweglichkeit
innerer Sinn für
Literatur und
Kunst
Weisheit
Festigkeit
Wachheit
sanguinisches
freudiges Wesen
viel Kieselsäure, Eiweiße
Kohlenhydrate, Fette

Roggen

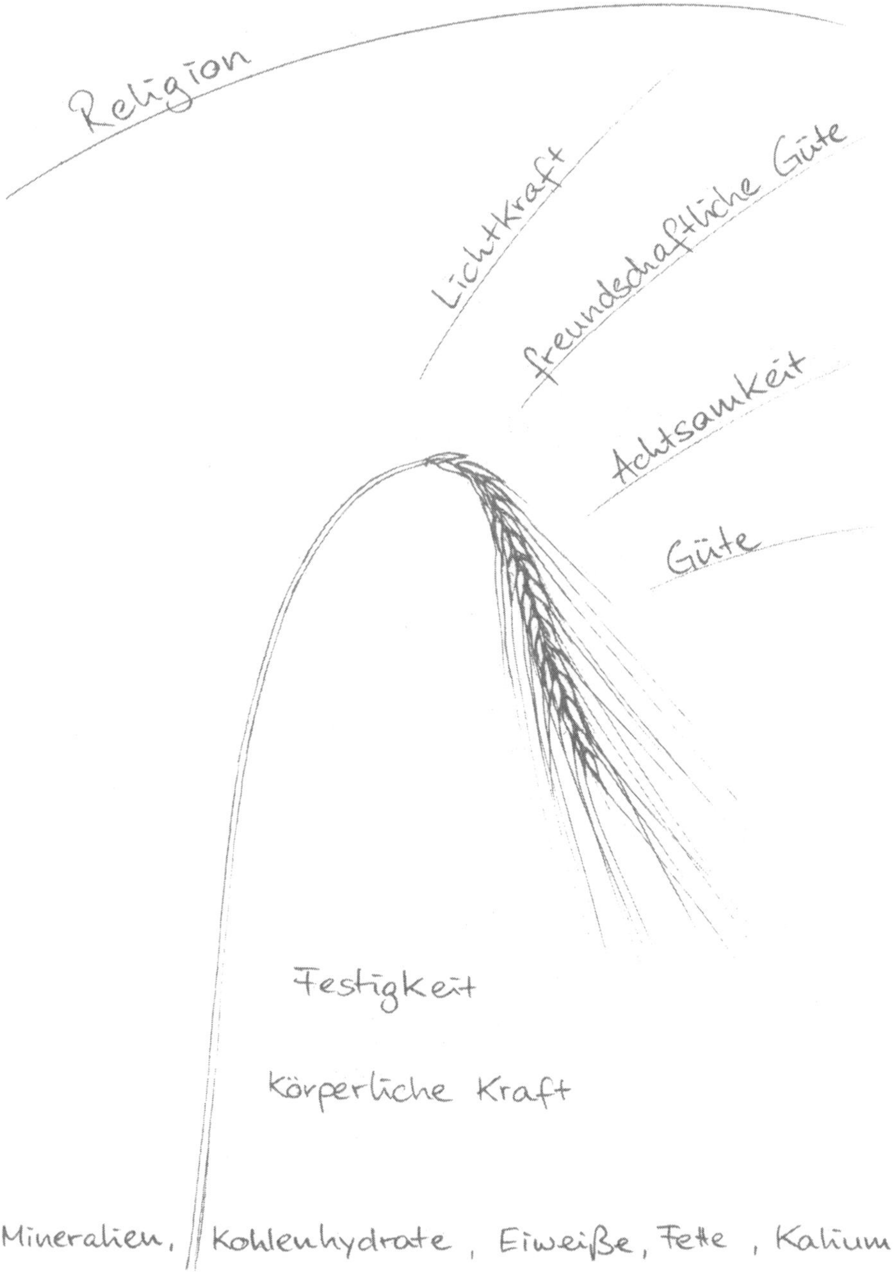
Religion
Lichtkraft
freundschaftliche Güte
Achtsamkeit
Güte
Festigkeit
Körperliche Kraft
Mineralien, Kohlenhydrate, Eiweiße, Fette, Kalium

Mais

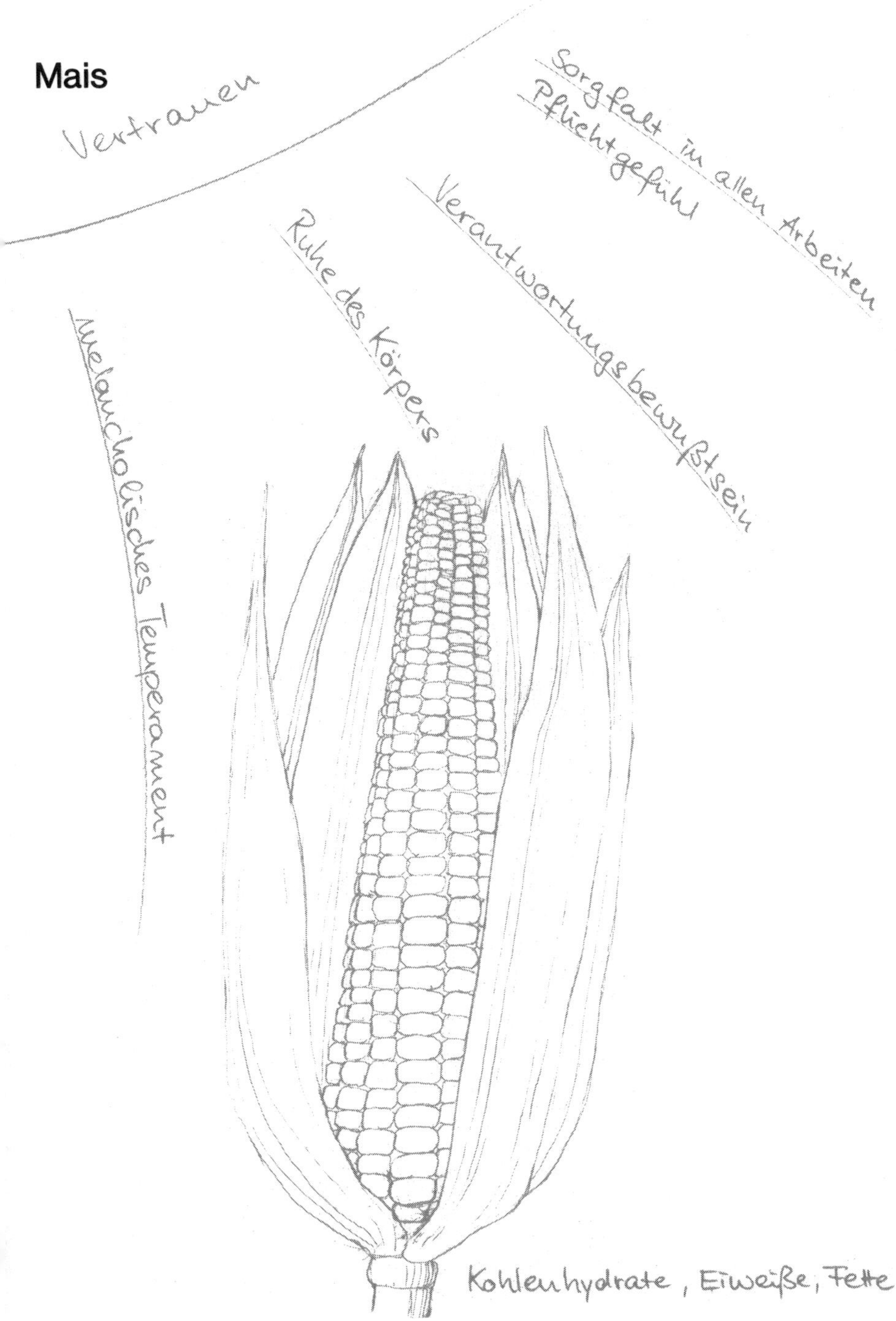
Vertrauen
Sorgfalt in allen Arbeiten
Pflichtgefühl
Verantwortungsbewußtsein
Ruhe des Körpers
Melancholisches Temperament
Kohlenhydrate, Eiweiße, Fette

Gerste

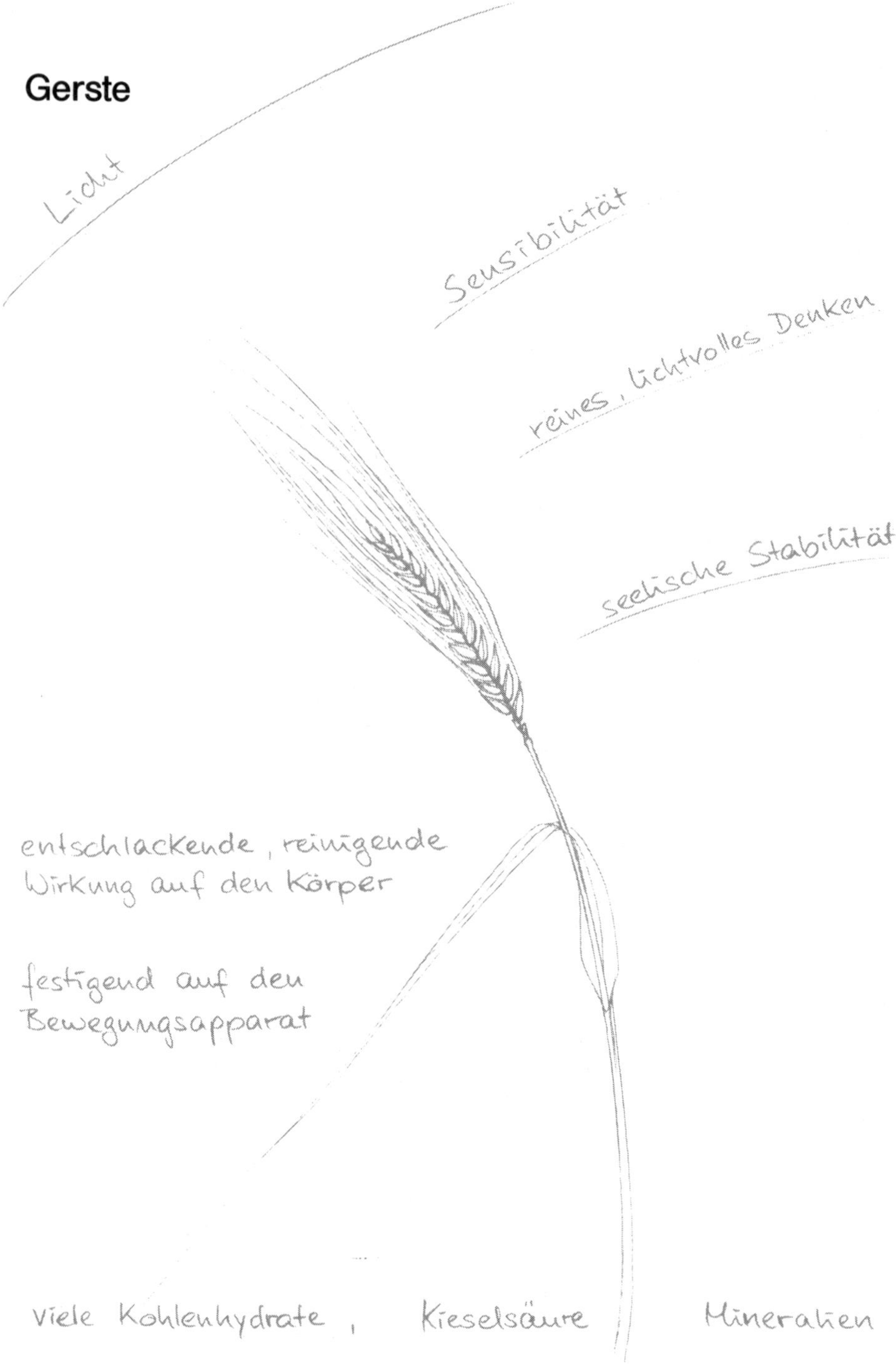
Licht
Sensibilität
reines, lichtvolles Denken
seelische Stabilität
entschlackende, reinigende Wirkung auf den Körper
festigend auf den Bewegungsapparat
viele Kohlenhydrate,
Kieselsäure
Mineralien

Reis

Meditation

Gleichmut, Gelassenheit

Reinheit durch Unberührtheit
von den Gegensätzen
des Lebens

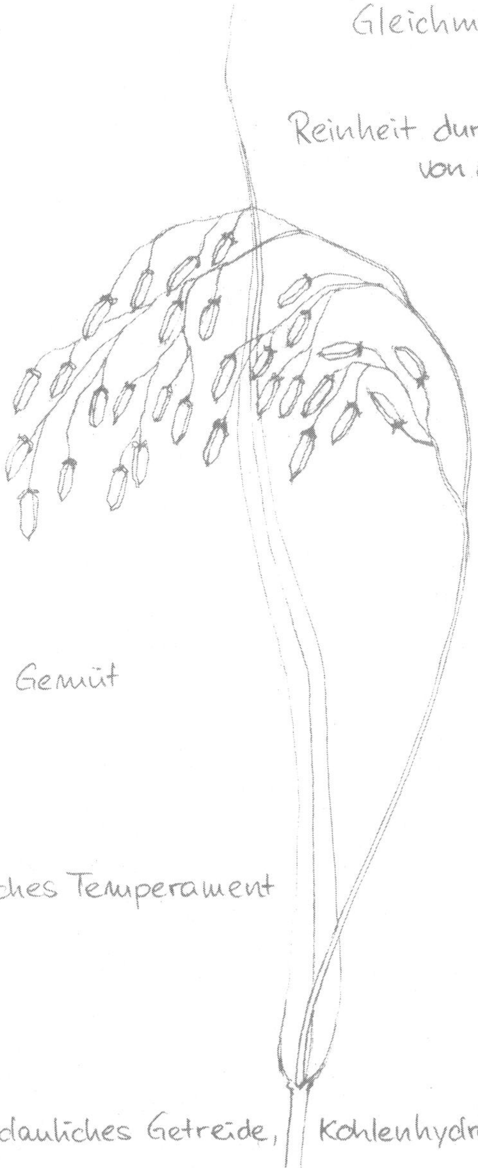

weiches,
friedvolles Gemüt

phlegmatisches Temperament

leicht verdauliches Getreide, Kohlenhydrate, B-Vitamine

WEITERE TITEL VON HEINZ GRILL:

Erkenntnisgrundlagen zur Bhagavad Gita
Der östliche Pfad des Yoga und der westliche Pfad der Nachfolge Christi
3-935925-62-X

Erziehung und Selbsterziehung
Die Seele als schöpferisches Geheimnis der werdenden Persönlichkeit
3-935925-66-2

Erklärung, Prophylaxe, Therapie der Krebskrankheit aus ganzheitlicher medizinischer und spiritueller Sicht
3-935925-67-0

Initiatorische Schulung in Arco, Band V
Die Seelsorge für die Toten
3-935925-68-9

Initiatorische Schulung in Arco, Band IV
Der Hüter der Schwelle und der Lebensauftrag
3-935925-69-7

Initiatorische Schulung in Arco, Band III
Ein neuer Yogawille für ein integratives Bewusstsein in Geist und Welt
3-935925-70-0

Initiatorische Schulung in Arco, Band II
Übungen zur Erkenntnisbildung der höheren Welten
3-935925-71-9

Initiatorische Schulung in Arco, Band I
Die Herzmittelstellung und die Standposition im Leben
3-935925-72-7

Verborgene Konstellationen der Seele
Wie wirken das Ich, der Engel, Erzengel und Archai im Werden der Seele?
3-935925-73-5

Der Archai und der Weg in die Berge
Eine spirituell-praktische Anleitung in der Ergründung der Wesensnatur des Berges
3-935925-65-4

Cass. Die Wirkungen von Karma aus seelisch-geistiger Sicht
3-935925-75-1

Die Orientierung und Zielsetzung des »Yoga aus der Reinheit der Seele«
Eine exoterische Arbeitsgrundlage
3-935925-77-8

Die geistige Bedeutung des Schlafes
3-935925-78-6

Cass. Die Philosophie des Yoga und die verschiedenen Arten der christlichen Einweihung und der Einweihung der Bhagavad Gita
3-935925-79-4

Cass. Die Zunahme von Ängsten und ihre Heilung – Selbsterziehung und unterstützende Maßnahmen bei Ängsten
3-935925-81-6

Kosmos und Mensch – Ein Weg der Selbsterkenntnis und Selbstheilung durch das Studium des Yoga, der Anatomie und Physiologie des Körpers
3-935925-63-8

Cass. Die Bedeutung von Gebeten und spirituellen Übungen auf die jenseitige Welt des Totenreiches
3-935925-83-2

Über die Einheit von Körper, Seele und Geist
Vorträge vom Frühjahr und Sommer 1997
3-935925-84-0

Geistige Individuation innerhalb der Polaritäten von Gut und Böse
Das Bewußtsein an der Schwelle zur geistigen Welt
3-935925-85-9

Die Wirksamkeit des Heiligen Geistes in Sakrament und Wort – Ein ökumenischer Beitrag
3-935925-87-5

Lebensgang und Lebensauftrag für Religion und Kirche – Eine autobiographische Skizze
3-935925-88-3

Die Kirche und ihr geistiger Weltenzusammenhang
3-935925-89-1

Die Angst als eine jenseitige Krankheit
Praktische und spirituelle Grundlagen zur Überwindung von Depressionen und Ängsten
3-935925-91-3

Die Heilkraft der Seele und das Wesen des selbstlosen Dienens
3-935925-92-1

Die Vergeistigung des Leibes
Ein künstlerisch-spiritueller Weg mit Yoga
3-935925-93-X

Die sieben Lebensjahrsiebte, die sieben Energiezentren und die Geburt aus Geist und Wasser
3-935925-94-8

Die Offenbarung nach Johannes
Vorträge über das geheimnisvolle Dokument
3-935925-95-6

Yoga und Christentum
Grundlagen zu einer christlich-geistigen Meditations- und Übungsweise
3-935925-96-4

Lieder in Hingabe an Gott
3-935925-97-2

Das Hohelied der Asanas – Fortgeschrittene Asanas – ihre geistige Bedeutung und praktische Ausführung
3-935925-98-0

Ernährung und die gebende Kraft des Menschen
Die geistige Bedeutung der Nahrungsmittel
3-935925-99-9